中西药物讲义

医学衷中参西录（第四期）

张锡纯 / 著

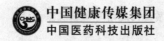

中国健康传媒集团

中国医药科技出版社

内容提要

本书为是河北盐山县已故名医张锡纯生前为精研药性而著，于中西药物皆备其要，而于中药尤能独辟新义，于寻常讲解之外另有发明。凡书中所记载的中西药品气味与其他书不同的，都是作者亲自尝试而得，确认其能力性质，并附注讲解。

图书在版编目（CIP）数据

中西药物讲义/张锡纯著. —北京：中国医药科技出版社，2014.7
（张锡纯医学全书. 医学衷中参西录；4）
ISBN 978 - 7 - 5067 - 6726 - 2

Ⅰ. ①中… Ⅱ. ①张… Ⅲ. ①药物 - 研究 Ⅳ. ①R97

中国版本图书馆 CIP 数据核字（2014）第 055695 号

美术编辑 陈君杞
版式设计 郭小平

出版 **中国健康传媒集团** | 中国医药科技出版社
地址 北京市海淀区文慧园北路甲 22 号
邮编 100082
电话 发行：010 - 62227427 邮购：010 - 62236938
网址 www. cmstp. com
规格 880 × 1230mm$^1/_{32}$
印张 7
字数 150 千字
版次 2014 年 7 月第 1 版
印次 2023 年 9 月第 8 次印刷
印刷 三河市百盛印装有限公司
经销 全国各地新华书店
书号 ISBN 978 - 7 - 5067 - 6726 - 2
定价 22.00 元

本社图书如存在印装质量问题请与本社联系调换

校注说明

《医学衷中参西录》为清末民初河北盐山县张锡纯所著，是张氏毕生心血及经验的结晶，被医家奉为"医家必读"，"至贵至宝之救命书"，"第一可法之书"等。全书共七期30卷，自1918年分期出版后，多次印行。此次校订均以各期最后版本为底本。

按最初的印刷顺序，本书一、二、三期为方剂，四期为药物，五期为医论，六期为医案，七期为《伤寒论》，为方便读者阅读，本次对其中的内容做了些微调整，将属不同期的相似内容归于一处，仅留原来的题目，如第五期第二卷内容为中药，将其与第四期中药合并，仅留第五期第二卷的题目；五期五卷的内容是张氏对《伤寒论》的认识，合并到七期作为"附"的内容，而仅留五期五卷的题目。

本书药物篇第五卷介绍的西药，其名称现已不用，但书中其他卷次还多有涉及，故本次校订仍然收入，对这些西药名做了补注，并对其中字母拼写错误进行了校正。全书中有距今久远，文言难懂的词句，都做了补注，并标明了出处。

此次校订，除依据底本与其他校本核校外，还对文中引用的《素问》《灵枢》《伤寒论》《金匮要略》原文，进行了校勘。

另外，我们对其中的错别字、标点符号进行了认真的核对，对中药名称按《药典》进行了规范。在此不一一列出。

编　者
2014 年 5 月

第四期

序

　　今之研究医学，著书立说者多矣，而其所著之书，诚能推之四海而准，传之千秋可法者，原旷世不一见也。吾师张寿甫先生，盐山名儒，自弱冠研究经学，于书无所不读，而又兼通医学。初志本期以注疏五经名世，后慨医学颓废，人多夭枉，遂专注重医学，以振兴中华医学为己任。著《医学衷中参西录》一书，出版三次，每次增加二十余万言，不胫而走，风行海内，远至台湾、香港，亦多有购此书者。宜《山西医学杂志》称为"医书中第一可法之书"也。近时各省所立医学校，多以此书为讲义；各处医学社会所出志报，又莫不以得登先生撰著为荣。即农编《如皋医学报》亦蒙先生时惠鸿篇，若先生者，诚执全国医坛之牛耳者也。近因四方学者，见先生医学迥异恒流，而函催四期《医学衷中参西录》者日益加多。先生感同人热忱，鸿集数年撰著约三十余万言，卷帙浩繁，付梓不易，乃分为三种：曰药物讲义、曰医论、曰医案。今先出药物讲义为四期版，于中西药物皆备其要，而于中药尤能独辟新义，发千古所未发，于生平得力之处，尽情披露无遗，足见先生嘉惠医林之意至为深切矣。农也不才，自惭失学，每一思之，辄觉汗颜。幸祖遗薄田数顷，躬耕余暇时，研究书画、诗文、医学，多泛览，无师承。迩来书师郑先生海藏，画师林先生畏庐，诗师吴先生东图，医即师我寿甫先生。然诗文、书画即不佳，亦无甚关重，医学则人命所关，故又三致意焉。幸蒙我师时惠教言，因得稍识医学门径，他日有成，终不敢忘先生之赐也。农愧不文，勉为之序。

癸亥季冬如皋门生李慰农敬序于如不及斋

例　言

一、此书为四期《医学衷中参西录》，因专讲中西药物，是以又名药物讲义。

二、《医学衷中参西录》共出版四次，其二期、三期版，皆即原本增加，故三期之中一期、二期皆备。至此四期，则各自为书，不增加于三期之中，而实于三期互相发明。

三、此书中药，于常用之品亦多未备，非略也。盖凡所载者，皆自抒心得，于寻常讲解之外，另有发明，其不能另有发明者，虽常用之药亦不载。

四、此书中药，未详地道及成色优劣，因诸家本草，于此等处，皆详载之，出书非为初习本草者设，为精研药性者设，故不载也。

五、此书于西药，无多发明，以愚原非西医专家，不过于紧要之药，略录数十味，间附以论说，思为中医欲兼学西医者之嚆矢❶。

六、此书无论中西药品，凡所言之气味，与他书不同者，皆自尝试而得，以求药味之实际，非敢妄为改易也。

七、中药大抵宜食前服，西药则皆宜食后服，以其性多剧烈之品，故不宜空腹服之。

八、西药为其剧烈，所以少服，少服又恐药力不能接续，所以皆宜日服数次，至药下未明言者，亦应如此服法。

---

❶　嚆矢（hāo shǐ）：响箭。因发射时声先于箭而到，故常用以比喻事物的开端，犹言先声。

九、用西药，即宜用西药分量，书中所谓瓦，系中量二分六厘四毫，其作 1.0 式者，一瓦也，作 10.0 式者，十瓦也，作 100.0 式者，百瓦也。点上为整数，故皆足一瓦以上之数。至不足一瓦之分数，则皆在点下，其作 0.1 式者，十分瓦之一也，其作 0.5 式者，十分瓦之五也（即半瓦），作 0.05 式者，百分瓦之五也，盖按算数之定式，原点上为整数，点下为分数也。

十、荜澄茄中西药中皆有之，而此书载于西药之中，因西人论此药功用与中说不同，且其所论之功用，又确实可以征信，至购此药时，又必购于西药房中，用之方效。盖此药在中药为备用之药，皆陈腐不堪用，而西人最习用之，且所制之末又精工也。

十一、斯书前曾出版于民纪十三年，今已尽售，因即原版，增加药味，讲论若干，出再版，故名为《增广衷中参西录》四期，所以别于初出之版也。

目录

第四期第一卷

第四期第二卷

第四期第三卷

第四期第四卷

第四期第五卷

第五期第二卷

第四期第一卷

石膏解

石膏之质，中含硫氧，是以凉而能散，有透表解肌之力，外感有实热者，放胆用之直胜金丹。《神农本经》谓其微寒，则性非大寒可知。且谓其宜于产乳，其性尤纯良可知。医者多误认为大寒而煅用之，则宣散之性变为收敛（点豆腐者必煅用，取其能收敛也），以治外感有实热者，竟将其痰火敛住，凝结不散，用至一两即足伤人，是变金丹为鸩毒也。迨至误用煅石膏偾事，流俗之见，不知其咎在煅不在石膏，转谓石膏煅用之其猛烈犹足伤人，而不煅者更可知矣。于是一倡百和，遂视用石膏为畏途，即有放胆用者，亦不过七八钱而止。夫石膏之质甚重，七八钱不过一大撮耳。以微寒之药，欲用一大撮扑灭寒温燎原之热，又何能有

大效。是以愚用生石膏以治外感实热，轻证亦必至两许；若实热炽盛，又恒重用至四五两，或七八两，或单用，或与他药同用，必煎汤三四茶杯，分四五次徐徐温饮下，热退不必尽剂。如此多煎徐服者，欲以免病家之疑惧，且欲其药力常在上焦、中焦，而寒凉不至下侵致滑泻也。盖石膏生用以治外感实热，断无伤人之理，且放胆用之，亦断无不退热之理。惟热实脉虚者，其人必实热兼有虚热，仿白虎加人参汤之义，以人参佐石膏亦必能退热。特是药房轧细之石膏多系煅者，即方中明开生石膏，亦恒以煅者充之，因煅者为其所素备，且又自觉慎重也。故凡用生石膏者，宜买其整块明亮者，自监视轧细（凡石质之药不轧细，则煎不透）方的。若购自药房中难辨其煅与不煅，迨将药煎成，石膏凝结药壶之

底，倾之不出者，必系煅石膏，其药汤即断不可服。

【附案】长子荫潮，七岁时，感冒风寒，四五日间，身大热，舌苔黄而带黑。孺子苦服药，强与之即呕吐不止。遂单用生石膏两许，煎取清汤，分三次温饮下，病稍愈。又煎生石膏二两，亦徐徐温饮下，病又见愈。又煎生石膏三两，徐徐饮下如前，病遂痊愈。夫以七岁孺子，约一昼夜间，共用生石膏六两，病愈后饮食有加，毫无寒中之弊，则石膏果大寒乎？抑微寒乎？此系愚初次重用石膏也。故第一次只用一两，且分三次服下，犹未确知石膏之性也。世之不敢重用石膏者，何妨若愚之试验加多以尽石膏之能力乎？

同邑友人赵厚庵之夫人，年近六旬，得温病，脉数而洪实，舌苔黄而干，闻药气即呕吐。俾单用生石膏细末六两，以做饭小锅（不用药甑，恐有药味复呕吐）煎取清汤一大碗，恐其呕吐，一次只温饮一口，药下咽后，觉烦躁异常，病家疑药不对证。愚曰：非也，病重药轻故也。饮至三次，遂不烦躁，阅四点钟尽剂而愈。

同邑友人毛仙阁之三哲嗣印棠，年三十二岁，素有痰饮，得伤寒证，服药调治而愈。后因饮食过度而复，服药又愈。后数日又因饮食过度而复，医治无效。四五日间，延愚诊视，其脉洪长有力，而舌苔淡白，亦不燥渴，食梨一口即觉凉甚，食石榴子一粒，心亦觉凉。愚舍证从脉，为开大剂白虎汤方，因其素有痰饮，加清半夏数钱，其表兄高夷清在座，邑中之宿医也，疑而问曰：此证心中不渴不热，而畏食寒凉如此，以余视之虽清解药亦不宜用，子何所据而用生石膏数两乎？答曰：此脉之洪实，原是阳明实热之证，其不觉渴与热者，因其素有痰饮湿胜故也。其畏食寒凉者，因胃中痰饮与外感之热互相胶漆，致胃腑转从其化与凉为敌也。仙阁素晓医学，信用愚言，两日夜间服药十余次，共用生石膏斤余，脉始和平，愚遂旋里。隔两日复来相迎，言病人反复甚剧，形状异常，有危在顷刻之虑。因思此证治愈甚的，何至如此反复。既至（相隔三里强），见其痰涎壅盛，连连咳吐不竭，精神恍惚，言语错乱，身体颤动，诊其脉平和无病，惟右关胃气稍弱。愚恍然会悟，急谓其家人曰：此证万无闪失，前因饮食过度而复，此次又因戒饮食过度而复也。其家人果谓有鉴前失，数日之间，所与饮食甚少。愚曰：此无须用药，饱食即可愈矣。其家人虑其病状若此，不能进食。愚曰：无庸如此多虑，果系由饿而得之病，见饮食必然思食。其家人依愚言，时已届晚八句钟，至黎明进食三次，每次撙节与之，其病遂愈。

西药有安知歇貌林，又名退热冰。究其退热之效，实远不如石膏。盖石膏之凉，虽不如冰，而其退热之力，实胜冰远甚。

邻村龙潭庄张叟，年过七旬，于孟夏得温病，四五日间烦热燥渴，遣人于八十里外致冰一担，日夜放量食之，而烦渴如故。其脉洪滑而长，重按有力，舌苔白厚，中心微黄，投以白虎加人参汤，方中生石膏重用四两，煎汤一大碗，分数次温饮下，连进二剂，烦热燥渴痊愈。

又沈阳县尹朱霭亭夫人，年过五旬，于戊午季秋得温病甚剧。先延东医治疗，所服不知何药，外用冰囊以解其热。数日热益盛，精神昏昏似睡，大声呼之亦无知觉，其脉洪实搏指。俾将冰囊撤去，用生石膏细末四两，粳米八钱，煎取清汁四茶杯，约历十句钟，将药服尽，豁然顿醒。霭亭喜甚，命其公子良佐，从愚学医。

又友人毛仙阁夫人，年

· 3 ·

近七旬，于正月中旬，伤寒无汗。原是麻黄汤证，因误服桂枝汤，汗未得出，上焦陡觉烦热恶心，闻药气即呕吐，但饮石膏所煮清水及白开水亦呕吐。惟昼夜吞小冰块可以不吐，两日之间，吞冰若干，而烦热不减，其脉关前洪滑异常。俾用鲜梨片，蘸生石膏细末嚼咽之，遂受药不吐，服尽二两而病愈。

石膏之性，又善清瘟疹之热。

奉天友人朱贡九之哲嗣文治，年五岁，于庚申立夏后，周身壮热，出疹甚稠密，脉象洪数，舌苔白厚，知其疹而兼瘟也。欲以凉药清解之，因其素有心下作疼之病，出疹后贪食鲜果，前一日犹觉疼，又不敢投以重剂。遂勉用生石膏、玄参各六钱，薄荷叶、蝉蜕各一钱，连翘二钱。晚间服药，至翌日午后视之，气息甚粗，鼻翅煽动，咽喉作疼，且自鼻中出

血少许，大有烦躁不安之象。愚不得已，重用生石膏三两，玄参、麦冬（带心）各六钱，仍少佐以薄荷、连翘诸药。俾煎汤三茶盅，分三次温饮下。至翌日视之，则诸证皆轻减矣。然余热犹炽，其大便虽行一次，仍系燥粪。其心中犹发热，脉仍有力。遂于清解药中，仍加生石膏一两，连服二剂，壮热始退，继用凉润清毒之药，调之痊愈。

石膏之性，又善清咽喉之热。

沧州友人董寿山，年三十余，初次感冒发颐，数日颌下颈项皆肿，延至膺胸，复渐肿而下。其牙关紧闭，惟自齿缝可进稀汤，而咽喉肿疼，又艰于下咽。延医调治，服清火解毒之药数剂，肿热转增。时当中秋节后，淋雨不止，因病势危急，冒雨驱车三十里迎愚诊治。见其颌下连颈，壅肿异常，状

类时毒（疡家有时毒证），抚之硬而且热，色甚红，纯是一团火毒之气，下肿已至心口，自牙缝中进水半口，必以手掩口，十分努力方能下咽。且痰涎壅滞胸中，上至咽喉，并无容水之处，进水少许，必换出痰涎一口。且觉有气自下上冲，时作呃逆，连连不止，诊其脉洪滑而长，重按有力，兼有数象。愚曰：此病俗所称虾蟆瘟也。毒热炽盛，盘踞阳明之腑，若火之燎原，必重用生石膏清之，乃可缓其毒热之势。从前医者在座，谓曾用生石膏一两，毫无功效。愚曰：石膏乃微寒之药，《本经》原有明文，如此热毒，仅用两许，何能见效？遂用生石膏四两，金线重楼（此药须色黄味甘无辣味者方可用，无此则不用亦可）、清半夏各三钱，连翘、蝉蜕各一钱（为咽喉肿甚，表散之药，不敢多用）。煎服后，觉药停胸间不下，其热与肿似有益增之势。知其证兼结胸，火热

无下行之路，故益上冲也。幸药房即在本村，复急取生石膏四两，生赭石三两，又煎汤徐徐温饮下，仍觉停于胸间。又急取生赭石三两，蒌仁二两，芒硝八钱，又煎汤饮下，胸间仍不开通。此时咽喉益肿，再饮水亦不能下，病家惶恐无措。愚晓之曰：我所以亟亟连次用药者，正为此病肿势浸增，恐稍迟缓则药不能进。今其胸中既贮如许多药，断无不下行之理。药下行则结开便通，毒火随之下降，而上焦之肿热必消矣。时当晚十句钟，至夜半药力下行，黎明下燥粪数枚，上焦肿热觉轻，水浆可进。晨饭时牙关亦微开，服茶汤一碗。午后肿热又渐增，抚其胸热犹烙手，脉仍洪实。意其燥结必未尽下，遂投以大黄六钱，芒硝五钱，又下燥粪兼有溏粪，病遂大愈。而肿处之硬者仍不甚消，胸间抚之犹热，脉象亦仍有余热。又用生石膏三两，金银花、连翘各数钱，煎汤一

大碗，分数次温饮下，日服一剂，三日痊愈（按：此证二次即当用芒硝、大黄）。

石膏之性，又善清头面之热。

愚在德州时，一军士年二十余，得瘟疫。三四日间头面悉肿，其肿处皮肤内含黄水，破后且溃烂，身上间有斑点。闻人言此证名大头瘟，其溃烂之状，又似瓜瓤瘟，最不易治。惧甚，求为诊视。其脉洪滑而长，舌苔白而微黄。问其心中，惟觉烦热，嗜食凉物。遂晓之曰：此证不难治。头面之肿烂，周身之斑点，无非热毒入胃而随胃气外现之象，能放胆服生石膏可保痊愈。遂投以青盂汤（方载三期七卷，系荷叶一个用周遭边，石膏一两，羚羊角二钱，知母六钱，蝉蜕、僵蚕、金线重楼、粉甘草各钱半），方中石膏改用三两，知母改用八钱，煎汁一大碗，分数次温饮下。一

剂病愈强半。翌日，于方中减去荷叶、蝉蜕，又服一剂痊愈。

外感痰喘，宜投以《金匮》小青龙加石膏汤。若其外感之热，已入阳明之腑，而小青龙中之麻、桂、姜、辛诸药，实不宜用。

曾治奉天同善堂中孤儿院刘小四，年八岁。孟秋患温病，医治十余日，病益加剧。表里大热，喘息迫促，脉象洪数，重按有力，知犹可治。问其大便，两日未行，投以大剂白虎汤，重用生石膏二两半，用生山药一两以代方中粳米。且为其喘息迫促，肺中伏邪，又加薄荷叶一钱半以清之。俾煎汤两茶盅，作两次温饮下，一剂病愈强半，又服一剂痊愈。

又邑北境于常庄，于某，年四十余。为风寒所束不得汗，胸中烦热，又兼喘促，医者治以苏子降气汤，兼散风清火之品，数剂，病益进。

诊其脉，洪滑而浮，投以拙拟寒解汤（方载三期五卷，系生石膏一两，知母八钱，连翘、蝉蜕各钱半），须臾上半身即出汗，又须臾觉药力下行，其下焦及腿亦皆出汗，病若失。

用生石膏以退外感之实热，诚为有一无二之良药。乃有时但重用石膏不效，必仿白虎加人参汤之义，用人参以辅之，而其退热之力始大显者，兹详陈数案于下，以备参观。

伤寒定例，汗、吐、下后，用白虎汤者加人参，渴者用白虎汤亦加人参。而愚临证品验以来，知其人或年过五旬，或壮年在劳心劳力之余，或其人素有内伤，或禀赋羸弱，即不在汗、吐、下后与渴者，用白虎汤时，亦皆宜加人参。

曾治邑城西傅家庄傅寿朋，年二十。身体素弱，偶觉气分不舒。医者用三棱、延胡等药破之，自觉短气，遂停药不敢服。隔两日忽发喘逆，筋惕肉动，精神恍惚。脉数至六至，浮分摇摇，按之若无。肌肤甚热，上半身时出热汗。自言心为热迫，甚觉怔忡。其舌上微有白苔，中心似黄。统观此病情状，虽陡发于一日，其受外感已非一日，盖其气分不舒时，即受外感之时，特其初不自觉耳。为其怔忡太甚，不暇取药，急用生鸡子黄四枚，温开水调和，再将其碗置开水盆中，候温服之，喘遂止，怔忡亦见愈。继投以大剂白虎加人参汤，方中生石膏用三两，人参用六钱，更以生怀山药代方中粳米，煎汤一大碗，仍调入生鸡子黄三枚，徐徐温饮下，尽剂而愈。

又邑北六间房王姓童子，年十七，于孟夏得温病。八九日间呼吸迫促，频频咳吐，痰血相杂。其咳吐之时疼连胸胁，上焦微嫌发闷。诊其脉确有实热，而数至七至（凡用白虎汤者，见其脉数至七至或六至余者，皆宜加参），摇摇无根。盖其资禀素弱，又兼读书劳心，其受外感又甚剧，故脉象若是之危险也。为其胸胁疼闷，兼吐血，拟用白虎加人参汤，以生山药代粳米，而人参不敢多用。方中之生石膏仍用三两，人参用三钱，又加竹茹、三七（捣细冲服）各二钱，煎汤一大碗，徐徐温饮下，一剂血即止，诸病亦见愈。又服一剂痊愈。用三七者，不但治吐血，实又兼治胸胁之疼也。

寒温之证，最忌舌干，至舌苔薄而干，或干而且缩者，尤为险证。而究其原因，却非一致，有因真阴亏损者，有因气虚不上潮者，有因气虚更下陷者，皆可治以白虎加人参汤，更以生山药代方中粳米，无不效者。盖人参之性，大能补气，元气旺而上升，自无下陷之虞。而与石膏同用，又大能治外感中之真阴亏损。况又有山药、知母以濡润之乎？若脉象虚数者，又宜多用人参，再加玄参、生地滋阴之品，煎汤四五茶盅，徐徐温饮下。一

次只饮一大口，防其寒凉下侵致大便滑泻，又欲其药力息息上达，升元气以生津液，饮完一剂，再煎一剂，使药力昼夜相继，数日火退舌润，其病自愈。

仲景治伤寒脉结代者，用炙甘草汤，诚佳方也。愚治寒温，若其外感之热不盛，遇此等脉，即遵仲景之法。若其脉虽结代，而外感之热甚实者，宜用白虎加人参汤，若以山药代粳米，生地代知母更佳。有案详人参解中，可参观。

从来产后之证，最忌寒凉。而果系产后温病，心中燥热，舌苔黄厚，脉象洪实，寒凉亦在所不忌。然所用寒凉之药，须审慎斟酌，不可漫然相投也。愚治产后温证之轻者，其热虽入阳明之腑，而脉象不甚洪实，恒重用玄参一两，或至二两，辄能应手奏效。若系剧者，必用白虎加人参汤方能退热。然用时须以生山药代粳米，玄参代知母，方为稳妥。处方编中白虎加人参以山药代粳米汤下附有验案可参观。盖以石膏、玄参，《本经》皆明

言其治产乳，至知母条下则未尝言之，不敢师心自用也。

铁岭友人吴瑞五精医学，尤笃信拙著中诸方，用之辄能奏效。其侄文博亦知医。有戚家延之治产后病，临行瑞五嘱之曰：果系产后温热、阳明胃腑大实，非用白虎加人参汤不可，然用时须按《医学衷中参西录》中讲究，以生山药代粳米、玄参代知母，方为万全之策，审证确时，宜放胆用之，勿为群言所阻挠也。及至诊视，果系产后温病，且证脉皆大实，文博遵所嘱开方取药，而药房皆不肯与，谓产后断无用石膏之理，病家因此生疑。文博辞归，病家又延医治数日，病势垂危，复求为诊治。文博携药而往，如法服之，一剂而愈。

又沧州友人董寿山曾治一赵姓妇，产后八九日，忽得温病，因误汗致热渴喘促，舌苔干黄，循衣摸床，呼索凉水，病家不敢与。脉弦数有力，一息七至。急投以白虎加人参汤，以山药代粳米，为系产后，更以玄参代知母。方中生石膏重用至四两，又加生地、白芍各数钱，煎汤一大碗，分四次温饮下，尽剂而愈。当时有知医者在座，疑而问曰：产后忌用寒凉，何以能放胆如此，重用生石膏，且知母、玄参皆系寒凉之品，何以必用玄参易知母乎？答曰：此理俱在《衷中参西录》中。因于行箧中出书示之，知医者观书移时，始喟然叹服。

又铁岭门生杨鸿恩，曾治其本村张氏妇，得温病继而流产。越四五日，其病大发。遍请医生，均谓温病流产，又兼邪热太甚，无方可治。有人告以鸿恩自奉天新归，其夫遂延为诊治。见病人目不识人，神气恍惚，渴嗜饮水，大便滑泻，脉数近八至，且微细无力，舌苔边黄中黑，缩不能伸，其家人泣问：此病尚可愈否？鸿恩答曰：按常法原在不治之例，然予受师传授，竭吾能力，或可挽回。为其燥热，又兼滑泻，先投以《衷中参西录》滋阴清燥汤，一剂泻止，热稍见愈。继投以大剂白虎加人参汤，为其舌缩，脉数，真阴大亏，又加枸杞、玄参、生地之类，煎汤一大碗，调入生鸡子黄三枚，分数次徐徐温饮下。精神清爽，舌能伸出，连服三剂痊愈。众人皆曰"神医"。鸿恩曰：此皆遵予师之训也，若拘俗说，产后不敢用白虎汤，庸有幸乎？特用白虎汤，须依汗、吐、下后之例加人参耳。予师《衷中参西录》中论之详矣。

在女子有因外感之热内迫，致下血不止者，亦可重用白虎加人参汤治之。邻村泊北庄李氏妇，产后数日，恶露已尽，至七八日，忽又下血。延医服药，二十余日不止，其脉洪滑有力，心中热而且渴。疑其夹杂外感，询之身不觉热，舌上无苔，色似微白，又疑其血热妄行，投以凉血兼止血之药，血不止而热渴亦如故。因思此证实夹杂外感无疑，遂改用白虎加人参汤，方中生石膏重用三两，更以生山药代粳米煎汤三盅，分三次温饮下，热渴遂愈，血亦见止。又改用凉血兼止血之药而愈。

痢证身热不休，服一切清火之药而热仍不休者，方书多诿为不治。夫治果对证，其热焉有不休之理？此乃因痢证夹杂外感，其外感之热邪，随痢深陷，弥漫于下焦经络之间，永无出路，以致痢为热邪所助，日甚一日而永无愈期。夫病有兼证，即治之宜有兼方也，斯非重用生石膏更助以人参以清外感之热不可。

曾治邑诸生王荷轩，年六十七，于中秋得痢证，医治二十余日不效。后愚诊视，其痢赤白胶滞下行，时觉肠中热而且干，小便亦觉发热，腹中下坠，并迫其脊骨尽处亦下坠作疼，且眩晕，其脉洪长有力，舌有白苔甚厚。

愚曰：此外感之热挟痢毒之热下迫，故现种种病状，非治痢兼治外感不可。遂用生石膏二两，牛杭芍八钱，生怀山药六钱，野党参五钱，甘草二钱，此即白虎加人参汤以芍药代知母、山药代粳米也。煎汤两茶盅，分二次温饮下，日进一剂，两日痊愈。而脉象犹有余热，拟再用石膏清之，病家疑年高之人，石膏不可屡服。愚亦应聘他往，后二十余日其痢复作。延他医治疗，于治痢药中，杂以甘寒濡润之品，致外感余热永留不去，其痢虽愈，屡次反复。延至明年季夏，反复甚剧，复延愚诊治，其脉象病证皆如前。因谓之曰：去岁若肯多服生石膏数两，何至有以后屡次反复，今不可再留邪矣。仍投以原方，连服三剂病愈，而脉亦安和。

按：此证两次皆随手奏效者，诚以石膏得人参之助，能使深陷之热邪，徐徐上升外散，消解无余。加以芍药、甘草，以理下重腹疼，山药以滋阴固下，所以热消而痢亦愈也。又此证因初次外感之热邪未清，后虽经屡次服凉药清解，其热仍锢结莫解。迨蓄至期年之久，热邪勃然反复，必俟连次重用生石膏，始能消解无余。因悟得凡无新受之外感，而其脉象确有实热，屡服凉药不效，即稍效而后仍反复者，皆预有外感邪热伏藏其中，均宜重用生石膏清之，或石膏与人参并用以清之也。不然，则外邪留滞，消铄真阴，经年累月而浸成虚劳者多矣。志在活人者，何不防之于预，而有采于刍荛❶之言也。

又表兄张申甫之妻高氏。年五十余，素多疾病。于季夏晨起偶下白痢，至暮十余次，秉烛后，忽然浑身大热，不省人事，循衣摸床，呼之不应。其脉洪而无力，肌肤

———————
❶ 刍荛（chú ráo）：原指割草打柴的人。《诗·大雅·板》："先民有言，询于刍荛。"此指浅陋的见解，多用作自谦之词。

之热烙手。知其系气分热痢，又兼受暑，多病之身不能支持，故精神昏愦如是也。急用生石膏三两，野党参四钱，煎汤一大碗，徐徐温饮下。至夜半尽剂而醒，痢亦遂愈，诘朝煎渣再服，其病脱然。

上所载痢证医案二则，皆兼外感之热者也。故皆重用生石膏治之，非概以其方治痢证也。拙著《衷中参西录》中，治痢共有七方，皆随证变通用之，确有把握，前案所用之方，乃七方之一也。愚用此方治人多矣，脉证的确，用之自无差忒也。

疟疾虽在少阳，而阳明兼有实热者，亦宜重用生石膏。曾治邻村李酿泉，年四十许，疟疾间日一发，热时若燔，即不发之日亦觉表里俱热，舌燥口干，脉象弦长，重按甚实。此少阳邪盛，阳明热盛，疟而兼温之脉也。投以大剂白虎汤加柴胡三钱，服后顿觉清爽。翌晨疟即未发，又煎服前剂之半，加生姜三钱，温、疟从此皆愈。至脉象虽不至甚实，而

按之有力，常觉发热懒食者，愚皆于治疟剂中，加生石膏两许以清之，亦莫不随手奏效也。

且重用石膏治疟，亦非自愚昉也。袁简斋曰：丙子九月，余患疟，饮吕医药，至日昃忽呕吐，头眩不止。家慈抱余起坐，觉血气自胸愦起，性命在呼吸间。忽有征友赵藜村来访，家人以疾辞。曰：我解医。乃延入诊脉看方，笑曰：容易。命速买石膏，加他药投之。余甫饮一勺，如以千钧之石，将肠胃压下，血气全消。未半盂，沉沉睡去，头上微汗，朦胧中闻先慈喈曰：岂非仙丹乎？睡须臾醒，君犹在座。问：思西瓜否？曰：想甚。即买西瓜。曰：凭君尽量，我去矣。食片许，如醍醐灌顶，头目为清，晚食粥。次日来曰：君所患者阳明经疟，吕医误为太阳经，以升麻、羌活二味升提之，将君气血逆流而上，惟白虎汤可治，

然亦危矣。详观此案，石膏用之得当，直胜金丹，诚能挽回人命于顷刻也。

石膏之性，又善治脑漏。方书治脑漏之证，恒用辛夷、苍耳。然此证病因，有因脑为风袭者，又因肝移热于脑者。若因脑为风袭而得，其初得之时，或可用此辛温之品散之，若久而化热，此辛温之药即不宜用，至为肝移热于脑，则辛温之药尤所必戒也。

近治奉天大西关溥源酱房郭玉堂，得此证半载不愈。鼻中时流浊涕，其气腥臭，心热神昏，恒觉眩晕。其脉左右皆弦而有力，其大便恒干燥，知其肝移热于脑，其胃亦移热于脑矣。恐其病因原系风袭，先与西药阿斯必林瓦许以发其汗，头目即觉清爽，继为疏方，用生石膏两半，龙胆草、生杭芍、玄参、知母、花粉各四钱，连翘、金银花、甘草各二钱，薄荷叶一钱。连服十剂，石膏皆用两半，他药则少有加

减，其病遂脱然痊愈。

又奉天测量局护兵某得此证，七八日，其脉浮而有力，知其因风束生热也。亦先用阿斯必林瓦许汗之。汗后，其鼻中浊涕即减，亦投以前方，连服三剂痊愈。

《本经》谓石膏能治腹痛，诚有效验。

曾治奉天清丈局司书刘锡五腹疼，三年不愈。其脉洪长有力，右部尤甚，舌心红而无皮，时觉头疼眩晕，大便干燥，小便黄涩，此乃伏气化热，阻塞奇经之经络，故作疼也。为疏方，生石膏两半，知母、花粉、玄参、生杭芍、川楝子各五钱，乳香、没药各四钱，甘草二钱，一剂疼愈强半。即原方略为加减，又服数剂痊愈。

又愚弱冠，后出游津门，至腊底还里，有本村刘氏少年，因腹疼卧病月余，昼夜号呼，势极危险。延医数人，皆束手无策。闻愚归，求为

诊视，其脉洪长有力，盖从前之疼犹不至如斯，为屡次为热药所误，故疼益加剧耳。亦投以前方，惟生石膏重用二两，一剂病大轻减。后又加鲜茅根数钱，连服两剂痊愈。盖此等证，大抵皆由外感伏邪窜入奇经，久而生热。其热无由宣散，遂郁而作疼。医者为其腹疼，不敢投以凉药，甚或以热治热，是以益治益剧。然证之凉热，脉自有分，即病人细心体验，亦必自觉。临证者尽心询问考究，自能得其实际也。

石膏之性，又最宜与西药阿斯必林并用。盖石膏清热之力虽大，而发表之力稍轻。阿斯必林之原质，存于杨柳树皮津液中，味酸性凉，最善达表，使内郁之热由表解散，与石膏相助为理，实有相得益彰之妙也。如外感之热已入阳明胃腑，其人头疼舌苔犹白者，是仍带表证。愚恒用阿斯必林一瓦（合中量二分六厘四毫），白蔗糖化水送服以汗之。迨其汗出遍体之时，复用生石膏两许，煎汤乘热饮之（宜当汗正出时饮之），在表之热解，在里之热亦随汗而解矣。若其头已不疼，舌苔微黄，似无表证矣，而脉象犹浮，虽洪滑而按之不实者，仍可用阿斯必林汗之。然宜先用生石膏七八钱，或两许，煮汤服之，俾热势少衰，然后投以阿斯必林，则汗既易出，汗后病亦易解也。若其热未随汗全解，仍可徐饮以生石膏汤，清其余热。不但此也，若斑疹之毒郁而未发，其人表里俱热，大便不滑泻者，可用生石膏五六钱，煎汤冲服阿斯必林半瓦许，俾服后，微似有汗，内毒透彻，斑疹可全然托出。若出后壮热不退，胃腑燥实，大便燥结者，又可多用生石膏至二三两许，煎汤一大碗（约有三四茶杯），冲阿斯必林一瓦，或一瓦强，一次温饮数羹匙。初饮略促其期，迨热见退，或大便通下，尤宜徐徐少饮，以壮热全消，仍不至滑泻为度。如此斟酌适宜，斑疹无难愈之证矣。石膏与阿斯必林，或前后互用，或一时并用，通变化裁，存乎其人，果能息息与病机相赴，功效岂有穷哉！

西人、东人治热性关节肿疼，皆习用阿斯必林。用阿斯必林治关节肿疼之挟有外感实热者，又必与石膏并用，方能立见奇效。

奉天陆军参谋长赵海珊之侄，年六岁。脑后生疮，漫肿作疼，继而头面皆肿，若赤游丹毒。继而作抽掣，日甚一日。浸至周身僵直，目不能合，亦不能瞬，气息若断若续，吟呻全无。其家人以为无药可治，待时而已。阅两昼夜，形状如故，试灌以勺水，似犹知下咽。因转念或犹可治，而彼处医者，咸皆从前延请而屡次服药无效者也。其祖父素信愚，因其向患下部及两腿皆肿，曾为治愈。其父受瘟病甚险，亦舁至院中治愈。遂亦舁之来院（相距十里许），求为诊治。其脉洪数而实，肌肤发热，知其夹杂温病，阳明腑证已实，势虽垂危，犹可挽回。遂用生石膏细末四两，以蒸汽水煎汤两茶杯，徐徐温灌之。周十二时，剂尽，脉见和缓，微能作声。又用阿斯必林瓦半，仍以汽水所煎石膏汤分五次送下，限一日夜服完。服至末二次，皆周身微见汗，其精神稍明了，肢体能微动。从先七八日不食，且不大便，至此可少进茶汤，大便亦通下矣。继用生山药细末煮作稀粥，调以白蔗糖，送服阿斯必林三分瓦之一，日两次，若见有热，即间饮汽水所煮石膏汤。又以蜜调黄连末，少加薄荷冰，敷其头面肿处，生肌散敷其疮口破处，如此调养数日，病势减退，可以能言。其左边手足仍不能动，试略为屈伸，则疼不能忍。细验之，关节处皆微肿，按之觉疼，知其关节之间，因外感之热而生炎也。遂又用鲜茅根煎浓汤（无鲜茅根可代以鲜芦根），调以白蔗糖，送服阿斯必林半瓦，日两次。俾服药后周身微似有汗，亦间有不出汗之时，令其关节中之炎热，徐徐随发表之药透出。又佐以健补脾胃之药，俾其多进饮食。如此旬余，左手足皆能运动，关节能屈伸。以后饮食复常，停药勿服，静养半月，行动如常矣。此证共用生石膏三斤，阿斯必林三十瓦，始能完全治愈。愚用阿斯必林治热性关节肿疼者多矣，为此证最险，故详记之。

丁仲祜《西药实验谈》载，东人用阿斯必林治愈关节急性偻麻质斯（即热性关节肿疼）之案甚伙，而其证之险，皆远逊于此证。若遇此证，不能重用生石膏，尚有何药能与阿斯必林并用，以挽回此极险之证乎？彼欲废弃中药者，尚其详观此案也。

上所录诸案，其为证不同，然皆兼有外感实热者也。乃有其人纯系内伤，脏腑失和，而前哲具有特识，亦有重用石膏者。

徐灵胎曰："嘉兴朱宗臣，以阳盛阴亏之体，又兼痰凝气逆。医者以温补治之，胸膈痞塞，而阳道痿。群医谓脾肾两亏，将恐无治，就余于山中。余视其体，丰而气旺，阳升而阴不降，诸窍皆闭。笑谓之曰：'此为肝肾双实证，先用清润之药，加石膏以降其逆气，后以消痰开胃之药涤其中宫，更以滋肾强阴之药镇其元气，阳事即通。'五月后，妾即怀孕，得一女，又一年复得一男。"

近治奉天南市场俊记建筑公司经理王海山，其证亦与前案朱宗臣之病相似。愚师徐氏之意，亦先重用生石膏以清其痰火，共服药十余剂痊愈。海山年四十余，为无子，纳宠数年，犹未生育，今既病愈，想亦育麟不远矣。

吴鞠通曰："何叟年六十二岁，手足拘挛。误服桂、附、人参、熟地等补阳，以致面赤，脉洪数，小便闭，身重不能转侧，手不能上至鬓，足踡曲，丝毫不能转侧移动。细询病情，因纵饮食肉而然。所谓'湿热不攘，大筋软短，小筋弛长，软短为拘，弛长为痿'者也。与极苦通小肠、淡渗利膀胱之方，用生石膏八两，飞滑石一两，茯苓皮六钱，桑枝、防己各五钱，晚蚕沙、龙胆草各四钱，穿山甲、胡黄连、洋芦荟、杏仁、地龙各三钱，白通草二钱，煮三碗，分三次服，日尽一剂。至七日后，小便红黑而浊。半月后手渐动，足渐伸。一月后下床，扶桌椅能行。四十日后走至檐前，不能下阶。又半月始下阶。三月后能行四十步，后因痰饮，用理脾肺之药收功。"

杨华轩（南皮人，清同治时太医院医官）曰："同邑某氏室女，周身拘挛，四肢不能少伸，年余未起床矣。诊其脉，阳明热甚，每剂药中必重用生石膏以清阳明之热，共用生石膏四斤，其病竟愈。"

观此二案，石膏治外感兼治内伤，功用何其弘哉！

穷极石膏之功用，恒有令人获意外之效者。

曾治奉天大西关马姓叟，年近六旬，患痔疮，三十余年不愈。后因伤寒证，热入阳明之腑，投以大剂白虎汤数剂，其病遂愈，痔疮竟由此除根。

又治奉天商埠局旁吕姓幼童，年五六岁，每年患眼疾六七次，皆治于东人医院。东人谓此关于禀赋，不能除根。后患瘟疹，毒热甚炽，投以托毒清火之品，每剂中用生石膏两半，病愈后，其眼疾亦从此不再反复。

又友人张少白，曾治京都阎姓叟。年近七旬，素有痨疾，发则喘而且嗽。于冬日感冒风寒，上焦烦热，痨疾大作，痰涎胶滞，喘促异常。其脉关前洪滑，按之有力。少白治以生石膏二两以清时气之热，因其痨疾，加沉香五钱，以引气归肾。且以痰涎太盛，石膏能润痰之燥，不能行痰之滞，故又借其辛温之性，以为石膏之反佐也。一日连服二剂，于第二剂加清竹沥二钱，病若失。痨疾亦从此除根永不反复。夫痨疾至年近七旬，本属不治之证，而事出无心，竟以重用石膏治愈之，石膏之功用，何其神哉！愚因闻此案，心有会悟，拟得治肺痨黄芪膏方（载处方编中），其中亦用生石膏，服者颇有功效。

寒温阳明腑病，原宜治以白虎汤。医者畏不敢用，恒以甘寒之药清之，遇病之轻者，亦可治愈，而恒至稽留余热（甘寒药滞泥，故能闭塞外感热邪），变生他证。迨至病久不愈，其脉之有力者，仍可用白虎汤治之，其脉之有力而不甚实者，可用白虎加人参汤治之。

曾治奉天中街内宾升靴铺中学徒，年十四五，得痨热喘嗽证。初原甚轻，医治数月，病势浸增，医者诿谓不治。遂来院求为诊视，其人羸弱已甚，而脉象有力，数近六至，疑其有外感伏热，询之果数月之前，曾患温病，经医治愈。乃知其决系外感留邪，问其心中时觉发热，大便干燥，小便黄涩，遂投以白虎加人参汤，去粳米加生怀山药一两，连服数剂，病若失。见者讶为奇异，不知此乃治其外感，非治其内伤，而能若是之速效也。

《内经》谓："冬伤于寒，春必病温。"是言伏气为病也。乃有伏气伏于膈膜之下（《内经》所谓横连膜原也），逼近胃口，久而化热，不外发为温病，转上透膈膜，熏蒸肺脏，致成肺病者。若其脉有力，亦宜重用生石膏治之。

曾治奉天小南关赵某，年四十许。始则发热懒食，继则咳嗽吐痰腥臭，医治三月，浸至不能起床。脉象滑实，右脉尤甚（伏邪之热，亦如寒温之脉，多右盛于左），舌有黄苔，大便数日一行。知系伏气为病，投以大剂白虎汤，以生山药代粳米，又加利痰解毒之品，三剂后病愈强半。又即其方加减，服至十余剂痊愈。

又有伏气下陷于奇经诸脉中，久而化热，其热亦不能外发为温。有时随奇经之脉上升者，在女子又有热入血室而子宫溃烂者，爰录两案于下以证之。

安东尉之凤，年二十余。时觉有热，起自下焦，上冲脑部。其脑部为热冲激，头巅有似肿胀，时作眩晕，心中亦时发热，大便干燥，小便黄涩。经医调治，年余无效。求其处医士李亦泉寄函来问治法，其开来病案如此。曰：其脉象洪实，饮食照常，身体亦不软弱。知其伏有外感热邪，因其身体不弱，俾日用生石膏细末四两，煮水当茶饮之，若觉凉时即停服。后二十余日，其人忽来奉，言遵示服石膏六七斤，上冲之热见轻，而大便微溏，因

停药不服。诊其脉仍然有力，问其心中仍然发热，大便自停药后即不溏矣。为开白虎加人参汤，方中生石膏重用三两，以生怀山药代粳米，连服六七剂，上冲之热大减，因出院还家。嘱其至家，按原方服五六剂，病当除根矣。

南皮张文襄公第十公子温卿夫人，年三十余。十年前，恒觉少腹切疼。英女医谓系子宫炎证，用药数次无效。继乃谓此病如欲除根，须用手术剖割，将生炎之处其腐烂者去净，然后敷药能愈。病人惧而辞之。后至奉，又延东女医治疗，用坐药兼内服药，数年稍愈，至壬戌夏令，病浸增剧，时时疼痛，间下脓血。癸亥正初，延愚诊治，其脉弦而有力，尺脉尤甚。自言疼处觉热，以凉手熨之稍愈，上焦亦时觉烦躁。恍悟此证，当系曾受外感热入血室，医者不知，治以小柴胡汤加石膏，外感虽解，而血室之热未清。或伏气下陷入于血室，阻塞气化，

久而生热，以致子宫生炎，浸至溃烂，脓血下注。为疏方，用金银花、乳香、没药、甘草以解其毒，天花粉、知母、玄参以清其热，复本小柴胡汤之义，少加柴胡提其下陷之热上出，诸药煎汤，送服三七细末二钱，以化腐生新。连服三剂病似稍轻，其热仍不少退。因思此证，原系外感稽留之热，非石膏不能解也。遂于原方中加生石膏一两，后渐加至二两，连服数剂，热退强半，疼亦大减。遂去石膏，服数剂渐将凉药减少，复少加健胃之品，共服药三十剂痊愈。后在天津治冯氏妇此证，亦用此方。中有柴胡，即觉脓血不下行，后减去柴胡，为之治愈。

愚临证四十余年，重用生石膏治愈之证当以数千计。有治一证用数斤者，有一证而用至十余斤者，其人病愈之后，饮食有加，毫无寒胃之弊。又曾见有用煅石膏数钱，其脉即数动一止，浸至言语迟涩，肢体痿废者；有服煅石膏数钱，其胸胁即觉郁疼，服通气活血之药始愈者。至于伤寒瘟疫、痰火充盛，服煅石膏后而不可救药者尤不胜计。世之喜用煅石膏者，尚其阅仆言而有所警戒哉。

或问：石膏一物也，其于煅与不煅何以若是悬殊？答曰：石膏原质为硫氧氢钙化合，为其含有硫氧氢，所以有发散之力，煅之则硫氧氢之气飞腾，所余者惟钙。夫钙之性本敛而且涩，服之则敛涩之力益甚，所以辛散者变为收敛也。

或问：丁仲祜译西人医书，谓石膏不堪入药，今言石膏之效验如此，岂西人之说不足凭欤？答曰：石膏之原质为硫氧氢钙化合。西人工作之时，恒以硫氧钙为工作之料。迨工作之余即得若干石膏，而用之治病无效，以其较天产石膏，犹缺一原质而不成其为石膏也。后用天产石膏，乃知其效验非常，遂将石膏及从前未信之中药两味，共列于石灰

（即钙）基中。是故碳氧石灰牡蛎也，磷氧石灰鹿角霜也，硫氧氢石灰石膏也。其向所鄙弃者，今皆审定其原质而列为要药，西人可为善补过矣。何吾中华医界犹多信西人未定之旧说，而不知石膏为救颠扶危之大药乎？

《本经》谓石膏治金疮，是外用以止其血也。愚尝用煅石膏细末，敷金疮出血者甚效。盖多年壁上石灰，善止金疮出血，石膏经煅与石灰相近，益见煅石膏之不可内服也。

人参解

人参之种类不一，古所用之人参，方书皆谓出于上党，即今之党参是也。考《本经》载，人参味甘，未尝言苦，今党参味甘，辽人参则甘而微苦，古之人参其为今之党参无疑也。特是，党参之性虽不如辽人参之热，而其性实温而不凉，乃因《本经》谓其微寒，后世之笃信《本经》者，亦多以人参之性果然微寒，即释古方之用人参者，亦本微寒之意

以为诠解，其用意可谓尊经矣。然古之笃信《本经》而尊奉之者，莫如陶弘景。观其所著《名医别录》，以补《本经》所未备，谓人参能疗肠胃中冷，已不遵《本经》以人参为微寒可知。因此，疑年湮代远，古经字句或有差讹，吾人生今之世，当实事求是，与古为新，今试即党参实验之，若与玄参等分并用，可使药性无凉热，即此可以测其热力矣（此即台党参而言，若潞党参其热稍差）。然辽东亦有此参，与辽人参之种类迥别，为其形状性味与党参无异，故药行名之为东党参，其功效亦与党参同。至于辽人参，其补力、热力皆倍于党参，而其性大约与党参相似，东人谓过服之可使脑有充血之病，其性补而上升可知。至化学家实验参之成分，谓中有灰色糖质，其能补益之力在此，不知所谓灰色糖质者，乃人参之所以能滋阴补血也。至人参补气之力实倍于补血，特其补气之良能无原质可验，东人逐不信其有补气之力。即其卓卓名医猪子氏，竟

谓人参征诸病床上之实验，若在病危急时毫无作用，惟数日或数周间接续服之始觉营养稍佳。夫人参为救危扶颠之大药，原能于呼吸之间挽回人命，猪子氏犹昧而不知甚矣，医学之难也。方书谓人参不但补气，若以补血药辅之亦善补血。愚则谓，若辅以凉润之药即能气血双补，盖平其热性不使耗阴，气盛自能生血也。至《本经》谓其主补五脏，安精神，定魂魄，止惊悸，除邪气，明目，开心，益智，无非因气血充足，脏腑官骸各得其养，自有种种诸效也。

当时之习尚虽皆珍重辽人参，然其品类不齐，野山自生者性近和平，而价值甚昂，原非常用之品。至种植之秧参，其性燥热，又不可轻用，以愚临证习用党参，辅佐得宜，自能挽回险证也。

凡药之性热而干燥者，恒生于热地，桂、附之生于川广者是也。物之性热而濡润者，恒生于寒地，人参之生于辽东山阴者是也。盖其本性既热，若复生于热地，即不能保其濡润之津液也。且既名为人参，必能参赞人身之气化而后名实相符，人身之气化，固阴阳俱备者也。彼因人参生于阴寒之地，而谓其偏于补阴者，于此义盖未之审也。

附人参形状考

人参无论野山、移山、种秧，其色鲜时皆白，晒干则红，浸以白冰糖水，晒干则微红，若浸之数次，虽晒干亦白矣。野山之参，其芦头（生苗之处，亦名露土）长而细，极长者可至二寸，细若韭莛，且多龃龉，有芦头短者则稍粗，至秧参之芦头，长不过七八分，其粗则过于箸矣。

人参之鲜者，皆有粗皮，制时用线七八条作一缕为弓弦，用此弦如拉锯状，来回将其粗皮磨去，其皮色始光润，至皮上之横纹以细密而深者为佳。野山之参一寸有二十余纹，秧参则一寸不过十余纹，且其纹形破裂，有似刀划，野山参之纹则分毫无破裂。然无论野参、秧参，其纹皆系生成，非人力所能为也。

人参之须以坚硬者为贵，盖野参生于坚硬土中，且多历岁月，其须自然坚硬；若秧参则人工种植，土松年浅，故其须甚软也。

至于野参之性温和、秧参之性燥热，人所共知，究其所以然之故，非仅在历年之浅深也。因种秧参者多撒硇石末于畦中，以防虫蚁之损伤，参得硇石之气故甚燥热，是以愚于治寒温方中当用参者，从不敢投以秧参，恒以野党参代之，亦能立起沉疴。至于西洋参，多系用秧参伪制，此愚在奉目睹，用者亦当审慎也。

山西党参，种植者多，野生者甚少。凡野生者其横纹亦如辽人参，种植者则无横纹，或芦头下有横纹仅数道，且种者皮润肉肥，野者皮粗肉松，横断之中心有纹作菊花形。其芦头以粗大者为贵，名曰狮头党参，为其历年久远，屡次自芦头发生，故作此形。其参生于五台山者名台党参，色白而微黄，生于潞州太行紫团山者名潞党参，亦名紫团参，色微赤而细，以二参较之，台党参力稍大，潞党参则性平不热，以治气虚有热者甚宜。然潞党参野生者甚少，多系人种植者，至辽东所出之党参（为其形若党参，故俗名东党参），状若台党参，皆系野生，其功用与山西之野台党参相近。

【附案】邑中泊庄高某，年四十许，于季春得温病。屡经医者调治，大热已退，精神益惫，医者诿为不治。病家亦以为气息奄奄，待时而已。乃迟旬日而病状如故，始转念或可挽回。迎愚诊视，其两目清白无火，竟昏愦不省人事，舌干如磋，却无舌苔，问之亦不能言，抚其周身皆凉，其五六呼吸之顷，必长出气一口，其脉左右皆微弱，至数稍迟，知其胸中大气因服开破降下药太过而下陷也。盖大气不达于脑中则神昏；大气不潮于舌本则舌干。神昏舌干，故问之不能言也；其周身皆凉者，大气陷后不能宣布营卫也；其五六呼吸之顷必长出气者，大气陷后胸中必觉短气，故太息以舒其气也。遂用野台参一两、柴胡二钱，煎汤灌之，一剂见轻，两剂痊愈。

外甥王竹荪，年二十时，卧病数月不愈，精神昏愦，肢体酸懒，微似短气，屡次延医服药莫审病因，用药亦无效验。一日忽然不能喘息，张口呼气外出而气不上达，其气蓄极下迫肛门突出，约二十呼吸之顷，气息方通，一昼夜间如是者八九次。诊其脉关前微弱不起，知其胸中大气下陷，不能司肺脏呼吸之枢机也。遂投以人参一两，柴胡三钱，知母二钱，一剂而呼吸顺，又将柴胡改用二钱，知母改用四钱，再服数剂宿病亦愈。

按：拙著《衷中参西录》治大气下陷多重用生黄芪，取其补气兼能升气也。而此案与前案皆重用参者，因一当外感之余，津液铄耗，人参兼能滋津液；一当久病之余，元气亏损，人参兼能固元气也。

沈阳县署科长某，患梅毒，在东人医院治疗二十余日，头面肿大，下体溃烂，周身壮热，谵语不省人事，东人谓毒已走丹不可治。其友人警务处科员孙俊如，邀愚往东人院中为诊视。疑其证夹杂温病，遂用生石膏细末半斤，煮水一大瓶，伪作葡萄酒携之至其院中，托言探友，盖不欲东人知为疗治也。及入视病人，其头面肿而且红，诊其脉洪而实，知系夹杂温病无疑，嘱将石膏水徐徐温服。翌日，又往视，其头面红肿见退，脉之洪实亦减半，而较前加数，仍然昏愦谵语，分毫不省人事。所饮石膏之水尚余一半，俾自购潞党参五钱，煎汤兑所余之石膏水饮之。翌日又往视之，则人事大清，脉亦和平。病人遂决意出彼院来院中调治，后十余日其梅毒亦愈。此证用潞党参者，取其性平不热也。

县治西曾家庄丁叟，年过六旬。于孟冬得伤寒证，五六日间，延愚诊视。其脉洪滑，按之亦似有力，表里俱觉发热，间作呻吟，气息微喘，投以白虎汤，一剂大热稍减。再诊其脉，或七八动一止，或十余动一止，两手皆然，重按无力。遂于原方中加人参八钱，兼师炙甘草汤（亦名复脉汤）中重用干地黄之意，以生地代知母，煎汁两茶杯，分二次温饮下，脉即调匀，且较前有力，而热仍如故。又将方中石膏加倍（原方是二两，倍作四两），煎汤一大碗，俾徐徐温饮下，尽剂而愈。

本村崔姓童子，年十一岁。其家本业农，因麦秋忙甚，虽幼童亦作劳田间，力薄不堪重劳，遂得温病。手足扰动，不能安卧，谵语不休，所言者皆劳力之事，昼夜目不能瞑。脉虽有力，却非洪实。拟投以白虎加人参汤，又虑小儿少阳之体，外邪方炽，不宜遽用人参，遂用生石膏两半，蝉蜕一钱。煎服后诸病如故，复来询方，

且言其苦于服药，昨所服者呕吐将半。愚曰：单用生石膏二两，煎取清汤，徐徐温饮之，即可不吐。乃如言服之，病仍不愈。再为诊视，脉微热退，谵语益甚，精神昏昏，不省人事。急用野台参两半，生石膏二两，煎汁一大碗，分数次温饮下。身热脉起，目遂得瞑，手足稍安，仍作谵语。又于原渣加生石膏、麦冬各一两，煎汤二盅，分两次温饮下。降大便一次，其色甚黑，病遂愈。

按：治此证及上证之时，愚习用白虎汤，犹未习用白虎加人参汤也。经此两证后，凡其人年过六旬，及劳心劳力之余，患寒温证，而宜用白虎汤者必加人参。且统观以上三案，未用参之先，皆病势垂危，甫加参于所服药中，即转危为安，用之得当功效何其捷哉。

表兄王瑞亭，年四十三岁。素吸鸦片，于仲冬得伤寒证。两三日间，烦躁无汗，

原是大青龙汤证，因误服桂枝汤，烦躁益甚。迎愚诊视，其脉关前洪滑，而两尺无力，遂投以大剂凉润之品，而少用透表和中之药佐之，因其尺脉不实，嘱其煎汤二茶杯，作十余次饮下，一次只温饮一大口，防其寒凉侵下焦也。病家忽愚所嘱，竟顿饮之，遂致滑泻数次，多带冷沫，上焦益烦躁，鼻如烟熏，面如火炙。其关前脉大于从前一倍，数至七至，知其已成戴阳之证。急用人参一两，煎汤兑童便半茶杯（须用食盐酱童子之便，取其味咸能制参），置药杯于凉水盆中，候冷顿饮之。又急用玄参、生地、知母各一两，煎汤一大碗，备用。自服参后，屡诊其脉，过半点钟脉象渐渐收敛，至数似又加数。遂急将候用之药炖极热，徐徐饮下，一次饮药一口，阅两点钟尽剂，周身微汗而愈。

吐血过多者，古方恒治以独参汤，谓血脱者先益其气也。然吐血以后，多虚热上升，投以独参汤恐转助其虚热，致血证仍然反复。愚遇此等证，亦恒用人参而以镇坠凉润之药辅之。

曾治邻村曾氏叟，年六十四岁，素有痨疾。因痨嗽过甚，呕血数碗。其脉摇摇无根，或一动一止，或两三动一止。此气血亏极，将脱之候也。诊脉时见其所咳吐者，痰血相杂。询其从前呕吐之时，先觉心中发热。为疏方，用野台参三钱，生山药一两，生赭石细末八钱，知母六钱，生杭芍、牛蒡子各四钱，三七细末二钱（药汁送服，方载三期三卷名保元寒降汤），煎服一剂而血止，又服数剂脉亦调匀。

人参之性，虽长于补而有时善通。

曾治邻村毛姓少年，伤寒已过旬日，阳明火实，大便燥结，原是承气汤证。然下不妨迟，愚对于此证，恒先用白虎汤清之，多有因服白虎汤大便得通而愈者。于是投以大剂白虎汤，一日连进二剂，至晚九句钟，火似见退而精神恍惚，大便亦未通行，诊其脉，变为弦象，夫弦主火衰，亦主气虚。知其证清解已过，而其大便仍不通者，因其元气亏损，不能运行白虎汤凉润之力也。遂单用人参五钱，煎汤俾服之，须臾大便即通，病亦遂愈。

受业张方舆按：此段所谓人参善通，乃气足而大便自下也，非其有开破之力也。盖肺与大肠为表里，其化机斡运之气贯通，肺气不降者，大便多不通畅，而肺气虚弱不能斡旋运行，大便亦不通。此证热已清，而大便又不下者，气虚故也。故得人参之补气而大便遂通。

按： 凡服白虎汤后，大热已退，其大便犹未通者，愚恒用大黄细末一钱，或芒硝细末二钱，蜜水调服，大便即通，且通下即愈，断无降后不解之虞。而此证不用硝黄通其大便，转用人参通其大便，此

《内经》所谓"塞因塞用"也。审脉无误，投药即随手奏效，谁谓中法之以脉断病者不足凭乎？

又按： 此证气分既虚，初次即宜用白虎加人参汤，因火盛之时，辨脉未真，逐致白虎与人参前后分用，幸而成功。因此，自咎脉学之疏，益叹古人制方之精矣。

人参之性，用之得宜，又善利小便。

曾治沧州刘姓媪，年过六旬，小便不利，周身皆肿。医者投以末药，下水数桶，周身肿尽消，言忌咸百日，盖方中重用甘遂也。数日肿复如故，一连服药三次皆然，此时小便滴沥全无，亦不敢再服前药。又延他医，皆以为服此等药愈后又反复者，断难再治，况其屡次服药而屡次反复者乎？后延愚诊视，其脉数而无力，按之即无，因谓病家曰：脉数者阴分虚也，无力者阳分虚也。水饮缘三焦下达必借气化流通，而后能渗入膀胱出为小便。

此脉阴阳俱虚，其气化必虚损不能流通小便，所以滴沥全无也。欲治此证，非补助其气化而兼流通其气化不可。《易》有之"日往则月来，月往则日来，日月相推而明生焉；寒往则暑来，暑往则寒来，寒暑相推而岁成焉；往者屈也，来者信（读作伸）也，屈信相感而利生焉。"此天地之气化，即人身之气化也。爰本此义以立两方。一方以人参为主，辅以麦冬以济参之热，灵仙以行参之滞，少加地肤子为向导，名之曰宣阳汤，以像日像暑。一方以熟地为主，辅以龟板以助熟地之润，芍药以行熟地之泥，亦少加地肤子为向导，名之曰济阴汤，以像月像寒。二方轮流服之，以像日月寒暑往来屈伸之义。俾先服济阴汤，取其贞下起元也。服至三剂，小便见利。服宣阳汤亦三剂，小便大利。又接服济阴汤三剂，小便直如泉涌，肿遂尽消。

西洋参解

西洋参味甘微苦，性凉，能补助气分，兼能补益血分，为其性凉而补，凡欲用人参而不受人参之温补者，皆可以此代之。惟白虎加人参汤中之人参，仍宜用党参而不可代以西洋参，以其不若党参具有升发之力，能助石膏逐邪外出也。且《本经》谓人参味甘，未尝言苦，适与党参之味相符，是以古之人参，即今之党参，若西洋参与高丽参，其味皆甘而兼苦，故用于古方不宜也。西洋参产于法兰西国，外带粗皮则色黄，去粗皮则色白，无论或黄或白，以多有横纹者为真。愚用此参，皆用黄皮多横纹者，因伪造者能造白皮西洋参，不能造黄皮西洋参也。

黄芪解

黄芪性温，味微甘，能补气，兼能升气，善治胸中大气（即宗气，为肺叶阖辟之原动力）下陷。《本经》谓主大风者，以其与发表药同用，能祛外风，与养阴清热药同用，更能熄内风也。谓主痈疽、久败疮者，以其补益之力能生肌肉，其溃脓自排出也。表虚自汗者，可用之以固外表气虚。小便不利而肿胀者，可用之以利小便。妇女气虚下陷而崩带者，可用之以固崩带。为其补气之功最优，故推为补药之长，而名之曰芪也。

【附案】

沧州程家林董氏女，年二十余。胸胁满闷，心中怔忡，动则自汗，其脉沉迟微弱，右部尤甚，为其脉迟，疑是心肺阳虚，询之不觉寒凉，知其为胸中大气下陷也。其家适有预购黄芪一包，俾用一两煎汤服之。其族兄捷亭在座，其人颇知医学，疑药不对证。愚曰：勿多疑，倘有差错，余职其咎。服后，果诸病皆愈。其族兄疑而问曰：《本经》黄芪原主大风，有透表之力，生用则透表之力益大，与自汗证不宜，其性升而能补，有膨胀之力，与满闷证不宜，今单用生黄芪两许，而两证皆愈，并心中怔忡亦愈，其义何居？答曰：黄芪诚有透表之力，气虚不能逐邪外出者，用于发表药中，即能得汗，若其阳强阴虚者，误用之则大汗如雨不可遏抑。惟胸中大气下陷，致外卫之气无所统摄而自汗者，投以黄芪则其效如神。至于证兼满闷而亦用之者，确知其为大气下陷，呼吸不利而作闷，非气郁而作闷也。至于心与肺同悬胸中，皆大气之所包举，大气升则心有所依，故怔忡自止也。董生闻之，欣喜异常曰：先生真我师也。继加桔梗二钱，知母三钱，又服两剂以善其后。

奉天大东关于氏女，年近三旬，出嫁而孀，依于娘门。其人善英文英语，英商之在奉者，延之教其眷属。因病还家，夜中忽不能言，并不能息。其同院住者王子岗系愚门生，急来院扣门求为挽救。因向曾为诊脉，方知其气分甚弱，故此次直断为胸中大气下陷，不能司肺脏之呼吸，是以气息将停而言不能出也。急为疏方，用生箭芪一两，当归四钱，升麻二钱，煎服，须臾即能言语。翌晨，舁至院中，诊其脉沉迟微弱，其呼吸仍觉气短，遂用原方减升麻之半，又加山药、知母各三钱，柴胡、桔梗各钱半（此方去山药，即拙拟升陷汤，载处方编中四卷，专治大气下陷），连服数剂痊愈。

按： 此证脉迟而仍用知母者，因大气下陷之脉，大抵皆迟，非因寒凉而迟也。用知母以济黄芪之热，则药性和平，始能久服无弊。

一妇人产后四五日，大汗淋漓，数日不止，形势危急，气息奄奄，其脉微弱欲无，问其短气乎？心中怔忡且发热乎？病人不能言而颔之。知其大气下陷，不能吸摄卫气，而产后阴分暴虚，又不能维系阳分，故其汗若

斯之脱出也。遂用生黄芪六钱，玄参一两，净萸肉、生杭芍各五钱，桔梗二钱，一剂汗减，至三剂诸病皆愈。从前五六日未大便，至此大便亦通下。

邑六间房庄王氏女，年二十余，心中寒凉，饮食减少，延医服药，年余无效，且益羸瘦。后愚诊视，其左脉微弱不起，断为肝虚证。其父知医，疑而问曰：向延医诊治，皆言脾胃虚弱，相火衰损，故所用之方皆健脾养胃，补助相火，曾未有言及肝虚者，先生独言肝虚，但因左脉之微弱乎？抑别有所见而云然乎？答曰：肝脏之位置虽居于右，而其气化实先行于左，试问病人，其左半身必觉有不及右半身处，是其明征也。询之，果觉坐时左半身下坠，卧时不敢向左侧，其父方信愚言，求为疏方。遂用生黄芪八钱，柴胡、川芎各一钱，干姜三钱，煎汤饮下，须臾左侧即可安卧，又服数剂，诸病皆愈。

惟素有带证尚未除，又于原方加牡蛎数钱，服数剂带证亦愈。其父复疑而问曰：黄芪为补肺脾之药，今先生用以补肝，竟能随手奏效，其义何居？答曰：同声相应，同气相求，孔子之言也。肝属木而应春令，其气温而性喜条达，黄芪之性温而上升，以之补肝原有同气相求之妙用。愚自临证以来，凡遇肝气虚弱不能条达，用一切补肝之药皆不效，重用黄芪为主，而少佐以理气之品，服之覆杯即见效验，彼谓肝虚无补法者，原非见道之言也。

《本经》谓黄芪主大风者，诚有其效。

奉天铁岭傅光德夫人，年二十余。夏日当窗寝而受风，觉半身麻木，其麻木之边，肌肉消瘦，浸至其边手足若不随用。诊其脉，左部如常，右部似有郁象，而其麻木之边适在右，知其经络为风所袭不能宣通也。为疏方，用生黄芪一两，当归八钱，羌活、知母、乳香、没药各四钱，全蝎二钱，全蜈蚣三条。煎汤服一剂见轻，又服两剂痊愈。

《本经》谓黄芪主久败疮，亦有奇效。

奉天高等师范书记张纪三，年三十余。因受时气之毒，医者不善为之清解，转引毒下行，自脐下皆肿，继又溃烂，睾丸露出，少腹出孔五处，小便时五孔皆出尿。中西医者皆以为不可治，遂舁之至院中求为治疗，惴惴惟恐不愈。愚晓之曰：此证尚可为，非多服汤药，俾其自内长肉以排脓外出不可。为疏方，生黄芪、花粉各一两，乳香、没药、银花、甘草各三钱，煎汤连服二十余剂。溃烂之处皆生肌排脓出外，结疤而愈，始终亦未用外敷生肌之药。

又在德州时，有军官张宪宸夫人，患乳痈，肿疼甚剧。投以消肿清火解毒之品，两剂而愈。然犹微有疼时，怂恿其再服一两剂以消其芥蒂。以为已愈，不以为意。隔旬日，又复肿疼，复求为治疗。愚曰：此次服药不能尽消，必须出脓少许，因其旧有芥蒂未除，至今已溃脓也。后果服药不甚见效，遂入西人医院中治疗。旬日后其疮外破一口，医者用刀阔之，以期便于敷药。又旬日溃益甚，满乳又破七八个口，医者又欲尽阔之使通。病人惧，不敢治。强出院还家，求治于愚。见其各口中皆脓乳并流，外边实不能敷药。然内服汤药助其肌肉速生，自能排脓外出，许以十日可为治愈。遂用生黄芪、花粉各五钱，生杭芍三钱，乳香、没药、丹参各二钱，俾煎汤服之，每日用药一剂，煎服二次，果十日痊愈。

黄芪之性，又善利小便。

奉天本溪湖煤铁公司科

员王云锦，年四十余，溺道艰涩，滴沥不能成溜，每小便一次，必须多半点钟。自两胁下连腿作疼，剧时有如锥刺。其脉右部如常，左部甚微弱，知其肝气虚弱，不能条达，故作疼痛，且不能疏泄（《内经》谓肝主疏泄），故小便难也。为疏方，用生黄芪八钱，净萸肉、知母各六钱，当归、丹参、乳香、没药、续断各三钱，煎服一剂，便难与腿胁疼皆见愈。又为加柴胡钱半，连服二十剂痊愈。至于萸肉酸敛之性，或有疑其用于此方不宜者，观后山萸肉解自明矣。

奉天大西关万顺兴同事傅学诗，周身漫肿，自言常觉短气，其脉沉濡，右部尤甚。知其胸中大气下陷，气化不能升降，因之上焦不能如雾，所以下焦不能如渎，而湿气弥漫也。投以升陷汤，知母改用五钱，又加玄参、天冬、地肤子各三钱，连服数剂痊愈。

又邻村李边务庄李晶波

之夫人，产后小便不利，倩人询方，俾用生化汤加白芍治之不效。复来询方，言时或恶心呕吐，小便可通少许，恍悟此必因产时努力太过，或撑挤太甚，以致胞系了戾，是以小便不通，恶心呕吐则气机上逆，胞系有提转之势，故小便可以稍通也。为拟方，用生黄芪五钱，当归四钱，升麻、柴胡各二钱，煎汤服一剂而愈。此因黄芪协同升、柴，大能升举气化，胞系之了戾者，可因气化升举而转正也。

黄芪之性，又善开寒饮。

台湾医士严坤荣来函，言其友避乱山中，五日未得饮食，甫归，恣饮新汲凉水，遂成寒饮结胸，喘嗽甚剧。医治二十余年，吐之、下之、温之，皆分毫无效。乞为疏方，并问《衷中参西录》载有服生硫黄法，不知东硫黄亦可服否？因作书以答之曰：详观来案，知此证乃寒饮结胸之甚者。拙著《衷中参西录》理饮汤（载三期三卷）原为治此证的方，特药味与分量当稍变更，今拟用生黄芪一两，干姜八钱，于术四钱，桂枝尖、茯苓片、炙甘草各三钱，川朴、陈皮各二钱，煎汤服。方中之义，用黄芪以补胸中大气，大气壮旺，自能运化水饮，仲景所谓"大气一转，其气乃散"也。而黄芪生用，同干姜、桂枝又能补助心肺之阳，心肺阳足，如日丽中天，阴霾自开也。更用白术、茯苓以理脾之湿，厚朴、陈皮以通胃之气，气顺湿消，痰饮自除。用炙甘草者，取其至甘之味，能调干姜之辣，而干姜得甘草且能逗留其热力，使之绵长，并能和缓其热力使不猛烈也。至东硫黄，择其纯黄无杂质者，亦可生服，特其热力甚微，必一次服至钱许方能有效，若于服汤药之外，兼用之以培下焦之阳，奏效当更捷也。此信去后，两阅月又接其函，言遵方用药，十余剂病即脱然痊愈。

黄芪不但能补气，用之得当，又能滋阴。

本村张媪年近五旬，身热痨嗽，脉数至八至，先用六味地黄丸加减煎汤服不效，继用左归饮加减亦不效。踌躇再四忽有会悟，改用生黄芪六钱，知母八钱，煎汤服数剂，见轻，又加丹参、当归各三钱，连服十剂痊愈。盖人禀天地之气化以生，人身之气化即天地之气化。天地将雨之时，必阳气温暖上升，而后阴云四合，大雨随之。黄芪温升补气，乃将雨时上升之阳气也。知母寒润滋阴，乃将雨时四合之阴云也，二药并用，大具阳升阴应、云行雨施之妙。膏泽优渥，烦热自退，此不治之治也。况虚劳者多损肾，黄芪能大补肺气以益肾水之上源，使气旺自能生水，而知母又大能滋肺中津液，俾阴阳不至偏胜，而生水之功益普也。

至数剂后，又加丹参、当归者，因血痹虚劳《金匮》合为一门，治虚劳者当防其血有痹而不行之处，故加丹参、当归以流行之也。

黄芪之性热矣，有时转能去热。

奉天安东刘仲友，年五十许。其左臂常觉发热，且有酸软之意。医者屡次投以凉剂，发热如故，转觉脾胃消化力减，其右脉如常，左脉微弱，较差于右脉一倍，询其心中不觉凉热，知其肝木之气虚弱，不能条畅敷荣，其中所寄之相火郁于左臂之经络而作热也。遂治以生黄芪、净萸肉各八钱，知母五钱，当归、丹参、乳香、没药、赤芍各三钱，两剂左脉见起，又服十剂痊愈。

黄芪之性，又善治肢体痿废，然须细审其脉之强弱，其脉之甚弱而痿废者，西人所谓脑贫血证也。盖人之肢体运动虽脑髓神经司之，而其所以能司肢体运动者，实赖上注之血以涵养之。其脉弱者，胸中大气虚损，不能助血上升以养其脑髓神经，遂致脑髓神经失其所司，《内经》所谓"上气不足，脑为之不满"也。拙拟有加味补血汤、干颓汤，方中皆重用黄芪。凡脉弱无力而痿废者，多服皆能奏效。若其脉强有力而痿废者，西人所谓脑充血证，又因上升之血过多，排挤其脑髓神经，俾失所司，《内经》所谓"血菀（同郁）于上，为薄厥"也。如此等证，初起最忌黄芪，误用之即凶危立见。迨至用镇坠收敛之品，若拙拟之镇肝熄风汤、建瓴汤治之。其脉柔和而其痿废仍不愈者，亦可少用黄芪助活血之品以通经络，若服药后，其脉又见有力，又必须仍辅以镇坠之品，若拙拟之起痿汤，黄芪与赭石、蛰虫诸药并用也。

黄芪升补之力，尤善治流产、崩带。

县治西傅家庄王耀南夫人，初次受妊，五月滑下二次，受妊至六七月时，觉下坠见血。其时正为其姑治病，其家人仓猝求为治疗，急投以生黄芪、生地黄各二两，白术、净萸肉、煅龙骨、煅牡蛎各一两，煎汤一大碗顿服之，胎气遂安，又将药减半，再服一剂以善其后。至期举一男，强壮无恙。

沈阳县尹朱公之哲嗣际生，愚之门生也。黎明时来院叩门，言其夫人因行经下血不止，精神昏愦，气息若无。急往诊视，六脉不全仿佛微动，急用生黄芪、野台参、净萸肉各一两，煅龙骨、煅牡蛎各八钱，煎汤灌下，血止强半，精神见复，过数点钟将药剂减半，又加生怀山药一两，煎服痊愈。

同庄刘氏妇，四十许，骤然下血甚剧，半日之间气息奄奄不省人事。求为诊治，时愚他出，小儿荫潮往视之，其左脉三部皆不见，右寸微见，如水上浮麻，莫辨至数，观其形状，呼吸不能外出，知其胸中大气下陷也。急用生黄芪一两，大火煎数沸灌之，迟须臾再诊其脉六部皆出，微细异常，血仍未止。投以固冲汤原方，将方中黄芪改用一两，一剂痊愈。

邑北境大仁村刘氏妇，年二十余，身体羸弱，心中常觉寒凉，下白带甚剧，屡治不效，脉甚细弱，左部尤甚。投以生黄芪、生牡蛎各八钱，干姜、白术、当归各四钱，甘草二钱，数剂痊愈。盖此证因肝气太虚，肝中所寄之相火亦虚，因而气化下陷，湿寒下注而为白带。故重用黄芪以补肝气，干姜以助相火，白术扶土以胜湿，牡蛎收涩以固下，更加以当归之温滑，与黄芪并用，则气血双补，且不至有收涩太过之弊（在下者因而竭之），甘草之甘缓，与干姜并用，则热力绵长，又不至有过热僭上之患，所以服之有捷效也。

又：《绍兴医学报》载有胡适之者，以勤力用功过度，得消渴证，就治于京都协和医院，西医云是糖尿证，不可为矣。胡君归，殊焦灼。盖因西医某素有名，信其言之必确也。其友谓可请中医一治。胡谓中医无科学统系，殊难信用。友曰：此证西医已束手，与其坐以待毙，曷必不屑一试也。胡勉从之，中医至，诊毕曰，此易事也，可服黄芪汤，若不愈惟我是问。胡服后，病竟霍然愈。后西医闻之，托人介绍向中医取所用黄芪化验，此时正在化验中也。

按：炉心有氢气，人腹中亦有氢气，黄芪能引氢气上达于肺，与吸入之氧气相合而化水，又能鼓胃中津液上行，又能统摄下焦气化，不使小便频数，故能治消渴。三期二卷有玉液汤、滋膵饮，皆治消渴之方，原皆重用黄芪。

第四期第二卷

山萸肉解

山萸肉味酸性温，大能收敛元气，振作精神，固涩滑脱。因得木气最厚，收涩之中兼具条畅之性，故又通利九窍，流通血脉，治肝虚自汗，肝虚胁疼腰疼，肝虚内风萌动。且敛正气而不敛邪气，与他酸敛之药不同，是以《本经》谓其逐寒湿痹也。其核与肉之性相反，用时务须将核去净，近阅医报有言核味涩，性亦主收敛，服之恒使小便不利，椎破尝之，果有有涩味者，其说或可信。

【附案】

友人毛仙阁之哲嗣印棠，年二十余。于孟冬得伤寒证，调治十余日，表里皆解。忽遍身发热，顿饭顷，汗出淋漓热顿解，须臾又热又汗，若是两昼夜，势近垂危。仓猝迎愚诊治，及至见汗出，浑身如洗，目上窜不露黑睛，左脉微细模糊，按之即无，此肝胆虚极，而元气欲脱也。盖肝胆虚者，其病象为寒热往来，此证之忽热忽汗，亦即寒热往来之意。急用净萸肉二两煎服，热与汗均愈其半，遂为疏方，用净萸肉二两，生龙骨、生牡蛎各一两，生杭芍六钱，野台参四钱，炙甘草二钱（此方载三期一卷，名来复汤），连服两剂病若失。

一人年四十余，外感痰喘，愚为治愈。但脉浮力微，按之即无。愚曰：脉象无根，当服峻补之剂，以防意外之变。病家谓病人从来不受补药，服之则发狂疾，峻补之药，实不敢用。愚曰：既畏补药如是，备用亦可。病家依愚言。迟半日忽发喘逆，又似无气以息，汗出遍体，四肢逆冷，身躯后挺，危在顷刻。急用净萸肉四两，爆火煎一沸，即饮下，汗与喘皆微止。又添水再煎数沸饮下，病又见愈。复添水将原渣煎透饮下，遂汗止喘定，四肢之厥逆亦回。

邻村李子勋，年五旬，偶相值，求为诊脉，言前月有病服药已愈，近觉身体清爽，未知脉象何如？诊之，其脉尺部无根，寸部摇摇有将脱之势，因其自谓病愈，若遽悚以危语，彼必不信，姑以脉象平和答之。遂秘谓其侄曰：令叔之脉甚危险，当服补敛之药，以防元气之暴脱。其侄向彼述之，果不相信。后二日，忽遣人迎愚，言其骤然眩晕不起，求为诊治。既至见其周身颤动，头上汗出，言语错乱，自言心怔忡不能支持，其脉上盛下虚之象较前益甚，急投以净萸肉两半，生龙骨、生牡蛎、野台参、生赭石各五钱，一剂即愈。继将萸肉改用一两，加生山药八钱，连服数剂，

脉亦复常。

按：此方赭石之分量，宜稍重于台参。

邻村李志绾，年二十余，素伤烟色，偶感风寒，医者用表散药数剂治愈。间日，忽遍身冷汗，心怔忡异常，自言气息将断，急求为调治。诊其脉浮弱无根，左右皆然。愚曰：此证虽危易治，得萸肉数两，可保无虞。时当霖雨，药坊隔五里许，遣快骑冒雨急取净萸肉四两，人参五钱。先用萸肉二两煎数沸，急服之，心定汗止，气亦接续，又将人参切作小块，用所余萸肉煎浓汤送下，病若失。

邑许孝子庄赵叟，年六十三岁，于仲冬得伤寒证，痰喘甚剧。其脉浮而弱，不任循按，问其平素，言有痨病，冬日恒发喘嗽。再三筹思，强治以小青龙汤去麻黄，加杏仁、生石膏，为其脉弱，俾预购补药数种备用。服药

后喘稍愈，再诊其脉微弱益甚，遂急用净萸肉一两，生龙骨、生牡蛎各六钱，野台参四钱，生杭芍三钱为方，皆所素购也。煎汤甫成，此时病人呼吸俱微，自觉气息不续，急将药饮下，气息遂能接续。

又其族弟某，年四十八，大汗淋漓，数日不止，衾褥皆湿，势近垂危，询方于愚。俾用净萸肉二两，煎汤饮之，汗遂止。翌晨，迎愚诊视，其脉沉迟细弱，而右部之沉细尤甚，虽无大汗，遍体犹湿。疑其胸中大气下陷，询之，果觉胸中气不上升，有类巨石相压，乃恍悟前次之大汗淋漓，实系大气陷后，卫气无所统摄而外泄也。遂用生黄芪一两，萸肉、知母各三钱，一剂胸次豁然，汗亦尽止，又服数剂以善其后。

按：此证若非胸中大气虚陷，致外卫之气无所统摄而出汗者，投以生黄芪一两，其汗出必愈甚，即重用炙黄芪汗出亦必愈甚也。然此中理蕴甚深，三期四卷升陷汤后发明大气之作用，大气下陷之病状，及黄芪所以能止汗之理，约数千言，兹不胜录也。

一妊妇得霍乱证，吐泻约一昼夜，病稍退，胎忽滑下。觉神气顿散，心摇摇似不能支持，迎愚诊视。既至则病势大革，殓服在身，将舁诸床，病家欲竟不诊视。愚曰：一息犹存，即可挽回。诊之脉若有若无，气息奄奄，呼之不应。取药无及。其东邻为愚表兄刘玉珍，家有购药二剂未服，亦系愚方，共有萸肉六钱，急拣出煎汤灌下，气息稍大，呼之能应。又购取净萸肉、生山药各二两，煎汤一大碗，徐徐饮下，精神顿复。

邻村黄龙井庄周某，年三十许。当大怒之后，渐觉腿疼，日甚一日，两月之后，卧床不能转侧。医者因其得之恼怒之余，皆用舒肝理气之药，病转加剧。诊其脉左部微弱异常，自言凡疼甚之处皆热。恍悟《内经》谓"过怒则伤肝"，所谓伤肝者，乃伤肝经之气血，非必郁肝经之气血也。气血伤则虚弱随之，故其脉象如是也。其所以腿疼且觉热者，因肝主疏泄，中藏相火，肝虚不能疏泄，相火即不能逍遥流行于周身，以致郁于经络之间，与气血凝滞而作热作疼，所以热剧之处疼亦剧也。投以净萸肉一两，知母六钱，当归、丹参、乳香、没药各三钱（方载三期四卷名曲直汤），连服十剂，热消疼止，步履如常。

邑友人丁翙仙之令堂，年近七旬。陡然腿疼，不能行动，夜间疼不能寐。翙仙驱车迎愚，且谓脉象有力，当是火郁作痛。及诊其脉，大而且弦，问其心中亦无热意。愚曰：此脉非有火之象，其大也，乃脾胃过虚，真气外泄也；其弦也，乃肝胆失和，木盛侮土也。为疏方，用净萸肉、白术各六钱，人参、白芍各三钱，当归、陈皮各二钱，厚朴、乳香、没药各钱半，煎服数剂痊愈。

邑六间房村王某，年二十余，资禀羸弱，又耽烟色，于秋初病疟，两旬始愈。一日大便滑泻数次，头面汗出如洗，精神颓废，昏昏似睡，其脉上盛下虚，两寸摇摇，两尺无根，数至七至，延医二人，皆不疏方。愚后至，为拟方，净萸肉、大熟地各一两，生山药、生龙骨、生牡蛎各六钱，茯苓、生杭芍各三钱，乌附子一钱（三期一卷载此方名既济汤），服一剂而醒，又服两剂遂复初。

沧州友人张寿田，曾治一少年，素患心疼，发时昼夜号呼。医者屡用药开通，致大便滑泻，虚气连连下泄，汗出如洗，目睛上泛，心神惊悸，周身瞤动，须人手按，而心疼如故。延医数人皆不疏方。寿田投以前方，将萸肉倍作二两，连服两剂，诸病皆愈，心疼竟从此除根。

寿田之侄甲升，从愚学

医。曾治一人年三十余，于季冬负重贸易，日行百里，歇息时又屡坐寒地，后觉腿疼不能行步，浸至卧床不能转侧，周身筋骨似皆痿废，延医调治罔效。甲升治以曲直汤，方中当归、丹参、乳香、没药皆改用四钱，去知母，加黄芪一两，服至五剂后，腿即不疼，又服十余剂痊愈。

奉天开原友人田聘卿之夫人，年五十余，素有心疼证，屡服理气活血之药，未能除根。一日反复甚剧，服药数剂，病未轻减。

聘卿见三期一卷既济汤后，载有张寿田所治心疼医案，心有会悟，遂用其方加没药、五灵脂各数钱，连服数剂痊愈，至此二年，未尝反复。由是观之，萸肉诚得木气最厚，故味虽酸敛，而性仍条畅，凡肝气因虚不能条畅而作疼者，服之皆可奏效也。

按：山茱萸酸敛之性，以之止汗固脱，犹在人意中，以之治心腹肢体疼痛，诚出人意外。然山茱萸主寒湿痹，《本经》原有明文，凡心腹肢体有所疼痛，皆其气血之痹而不行也。遵《本经》之旨以制方，而果能投之即效，读本草者，曷弗注意于《本经》哉。

山萸肉之性，又善治内部血管或肺络破裂，以致咳血吐血久不愈者。

曾治沧州路家庄马氏少妇，咳血三年，百药不效，即有愈时，旋复如故。后愚为诊视，其夜间多汗，遂用净萸肉、生龙骨、生牡蛎各一两，俾煎服，拟先止其汗，果一剂汗止，又服一剂咳血亦愈。盖从前之咳血久不愈者，因其肺中之络，或胃中血管有破裂处，萸肉与龙骨、牡蛎同用以涩之敛之，故咳血亦随之愈也。又治本村表弟张权，年三十许，或旬日，或浃辰之间，必吐血数口，浸至每日必吐，亦屡治无效。其脉近和平，微有芤象，亦治以此方，三剂痊愈。后又将此方加三七细末三钱，煎药汤送服，以治咳血吐血久不愈者，约皆随手奏效。因将方登于三期二卷名补络补管汤，若遇吐血之甚者，宜再加赭石五六钱，与前三味同煎汤，送服三七细末更效。

山萸肉之性，又善熄内风。

族家嫂，产后十余日，周身汗出不止，且四肢发搐，此因汗出过多而内风动也。急用净萸肉、生山药各二两，俾煎汤服之，两剂愈。

至外感之邪不净而出汗者，亦可重用山萸肉以敛之。

邑进士张日睿之公子，年十八九，因伤寒服表药太过，汗出不止，心中怔忡，脉洪数不实，大便数日未行。为疏方，用净萸肉、生山药、生石膏各一两，知母、生龙骨、生牡蛎各六钱，甘草二钱，煎服两剂痊愈。

门生万泽东，曾治一壮年男子，因屡经恼怒之余，腹中常常作疼。他医用通气、活血、消食、祛寒之药，皆不效。诊其脉左关微弱，知系怒久伤肝，肝虚不能疏泄也。遂用净萸肉二两，佐以当归、丹参、柏子仁各数钱，连服数剂，腹疼遂愈。后凡遇此等证，投以此方皆效。

白术解

白术性温而燥，气香不窜，味苦微甘微辛，善健脾胃，消痰水，止泄泻。治脾虚作胀，脾湿作渴，脾弱四肢运动无力，甚或作疼。与凉润药同用，又善补肺；与升散药同用，又善调肝；与镇安药同用，又善养心；与滋阴药同用，又善补肾。为其具土德之全，为后天资生之要药，故能于金、木、水、火四脏皆能有所补益也。

【附案】一妇人年三十许，泄泻半载，百药不效，脉象濡弱，右关尤甚，知其脾胃虚也，俾用生白术轧细焙熟，再用熟枣肉六两，和为小饼，炉上炙干，当点心服之，细细嚼咽，未尽剂而愈。

一妇人因行经下血不止，服药旬余无效，势极危殆。诊其脉象浮缓，按之即无，问其饮食不消，大便滑泻。知其脾胃虚甚，中焦之气化不能健运统摄，下焦之气化因之不固也。遂于治下血药中加白术一两，生鸡内金一两，服一剂血即止，又服数剂以善其后。

一室女腿疼，几不能步，治以三期四卷健运汤而愈。次年旧病复发，又兼腰疼，再服前方不效。诊其脉，右关甚濡弱，询其饮食甚少，遂用白术六钱，当归、陈皮各二钱，厚朴、乳香、没药各钱半（载三期四卷名振中汤），服后饮食加多，至旬余，腰腿之疼痊愈。

一媪年过六旬，陡然腿疼不能行动，夜间疼不能寐。其左部之脉大而弦，右部之脉大而浮，重诊之似有力非真有力，问其心中不觉凉热。乃知此非有火之脉，其大而浮也，乃脾胃过虚，真气外泄也。其大而弦也，乃肝胆失和，木盛侮土也。治以前方，加人参、白芍、净萸肉各数钱，补脾胃之虚，即以抑肝胆之盛，数剂而愈。

一人年二十二，喘逆甚剧，脉数至七至，投以滋阴兼纳气降气之剂不效。后于方中加白术数钱，将药煎出，其喘促亦至极点，不能服药，将药重温三次，始强服下，一剂喘即见轻，连服数剂痊愈。后屡用其方以治喘证之剧者，多有效验。

一少年咽喉常常发干，饮水连连不能解渴。诊其脉微弱迟濡，当系脾胃湿寒，不能健运，以致气化不升也。投以四君子汤加干姜、桂枝尖，方中白术重用两许，一剂其渴即止。

赭石解

赭石色赤，性微凉，能生

血兼能凉血，而其质重坠，又善镇逆气，降痰涎，止呕吐，通燥结，用之得当能建奇效。其原质为铁氧化合而成，其结体虽坚而层层如铁锈（铁锈亦铁氧化合），生研服之不伤肠胃，即服其稍粗之末亦与肠胃无损。且生服则氧气纯全，大能养血，故《本经》谓其治赤沃漏下；《日华》谓其治月经不止也。若煅用之即无斯效，煅之复以醋淬之，尤非所宜。且性甚和平，虽降逆气而不伤正气，通燥结而毫无开破，原无需乎煅也。其形为薄片，迭迭而成，一面点点作凸形，一面点点作凹形者，方堪入药。

【附案】

邻村迟某，年四十许，当上脘处发疮，大如核桃，破后调治三年不愈。疮口大如钱，自内溃烂，循胁渐至背后，每日自背后排挤至疮口流出脓水若干。求治于愚，自言患此疮后三年未尝安枕，强卧片时，即觉有气起自下焦，上逆冲心。愚曰：此即子疮之病根也。俾用生芡实一两，煮浓汁送服生赭石细末五钱，遂可安卧。又服数次，彻夜稳睡。盖气上逆者乃冲气之上冲，用赭石以镇之，芡实以敛之，冲气自安其宅也。继用三期四卷活络效灵丹（当归、丹参、乳香、没药各五钱），加生黄芪、生赭石各三钱煎服，日进一剂，半月痊愈。

邻村毛姓少年，于伤寒病瘥后，忽痰涎上壅，杜塞咽喉，几不能息。其父知医，用手大指点其天突穴（宜指甲贴喉，指端着穴，向下用力，勿向内用力），息微通，急迎愚调治。遂用香油二两，炖热调麝香一分灌之，旋灌旋即流出痰涎若干。继用生赭石一两，人参六钱，苏子四钱，煎汤，徐徐饮下，痰涎顿开。

天津杨柳青陆军连长周良坡夫人，年三十许。连连呕吐，五六日间，勺水不存，大便亦不通行，自觉下脘之处疼而且结，凡药之有味者入口即吐，其无味者须臾亦复吐出，医者辞不治。后愚诊视其脉有滑象，上盛下虚，疑其有妊，询之月信不见者五十日矣，然结证不开，危在目前，《内经》谓"有故无殒，亦无殒也"。遂单用赭石二两，煎汤饮下，觉药至结处不能下行，复返而吐出。继用赭石四两，又重罗出细末两许，将余三两煎汤，调细末服下，其结遂开，大便亦通，自此安然无恙，至期方产。

或问：赭石《名医别录》谓其坠胎，今治妊妇竟用赭石如此之多，即幸而奏效，岂非行险之道乎？答曰：愚生平治病，必熟筹其完全，而后为疏方，初不敢为孤注之一掷也。赭石质重，其镇坠之力原能下有形滞物，若胎至六七个月时，服之或有妨碍，至受妊之初，因恶阻而成结证，此时其胞室之中不过血液凝结，赭石毫无破血之弊，且有治赤沃与下血不止之效，重用之亦何妨乎？况此证五六日间，匀饮不能

下行，其气机之上逆，气化之壅滞，已至极点，以赭石以降逆开壅，不过调脏腑之气化使之适得其平，又何至有他虞乎？

或问：赭石用于此证不虞坠胎，其理已昭然矣，至《本经》谓赭石治赤沃，《日华》谓其治下血不止，不知重坠下行之药，何以有此效乎？答曰：此理甚深，欲明此理，当溯本穷源，先知人身之元气为何气。盖凡名之为气，虽无形而皆有质，若空气扇之则成风，抛物其中能阻物力之运转是其质也。人脏腑中之气，大抵类斯，惟元气则不惟无形，而并无质，若深究其果系何气，须以天地间之气化征之。夫天地间无论氮、氧、碳、电诸气，皆有质，独磁气无质，故诸气皆可取而贮之，而磁气不能贮也，诸气皆可设法阻之（如电气可阻以玻璃），而磁气不能阻也（磁气无论隔何物皆能吸铁）。是以北极临地之中央，下蓄磁气以维

系全球之气化，丹田为人之中央，内脏元气以维系全身之气化。由是观之，磁气者即天地之元气，而人身之元气，亦即天地间之磁气类也。其能与周身之血相系恋者，因血中含有铁锈，犹之磁石吸铁之理也。赭石为铁氧化合而成，服之能补益血中铁锈，而增长其与元气系恋之力，所以能治赤沃及下血不止也。

戊寅年秋，穆荫乔君之如夫人金女士。患经漏淋漓不止者三阅月，延医多人，百方调治，寒热补涩均无效，然亦不加剧，并无痛苦。予用寿师固冲汤加重分量，服数剂亦无效，又以《金鉴》地榆苦酒汤试之，终不应，技已穷矣。忽忆寿师此说，乃以磁石细末八钱，生赭石细末五钱，加入滋补药中，一剂知，二剂已。是知药能中病，真有立竿见影之妙。盖赭石既能补血中铁质，以与人身元气相系恋，而磁石吸铁能增加人身元气之吸力，且色黑入肾，黑能止血。磁石、赭石二者同用，实有相得益彰之妙。药虽平易，而中含科学原理甚矣。中医之理实包括西医，特患人不精心以求之耳。

受业张方舆谨注

广平县教员吕子融夫人，年二十余，因恶阻呕吐甚剧。九日之间饮水或少存，食物则尽吐出。时方归宁，其父母见其病剧，送还其家，医者皆以为不可治。时愚初至广平寓学舍中，子融固不知愚能医也。因晓之曰：恶阻焉有不可治者，亦视用药何如耳。子融遂延为诊视，脉象有力，舌有黄苔，询其心中发热，知系夹杂外感，遂先用生石膏两半，煎汤一茶杯，防其呕吐，徐徐温饮下，热稍退。继用生赭石二两，煎汤一大茶杯，分两次温饮下，觉行至下脘作疼，不复下行转而上逆吐出，知其下脘所结甚坚，原非轻剂所能通。亦用生赭石细末四两，从中再罗出极细末一两，将余三两煎汤，送服其极细末，其结遂开，从此饮食顺利，及期而产。

一室女，中秋节后，感冒风寒，三四日间，胸膈满闷，不受饮食，饮水一口亦吐出，剧时恒以手自挠其胸。脉象滑实，右部尤甚，遂单用生赭石细末两半，俾煎汤温饮下，顿饭顷仍吐出。盖其胃口皆为痰涎壅滞，药不胜病，下行不通复转而吐出也。遂更用赭石四两，煎汤一大碗，分三次陆续温饮下，胸次遂通，饮水不吐。翌日，脉象洪长，其舌苔从先微黄，忽变黑色，又重用白虎汤连进两大剂，每剂用生石膏四两，分数次温饮下，大便得通而愈。

奉天小南门里，连奉澡塘司帐曲玉轩，年三十余，得瘟病，两三日恶心呕吐，五日之间饮食不能下咽，来院求为诊治。其脉浮弦，数近六至，重按无力，口苦心热，舌苔微黄。因思其脉象浮弦者，阳明与少阳合病也，二经之病机相并上冲，故作呕吐也；心热口苦者，内热已实也；其脉无力而数者，无谷气相助又为内热所迫也。因思但用生赭石煮水饮之，既无臭味，且有凉镇之力，

或可不吐。遂用生赭石二两，煎水两茶杯，分二次温饮下，饮完仍复吐出，病人甚觉惶恐，加以久不饮食，形状若莫可支持。愚曰：无恐，再用药末数钱，必能立止呕吐。遂单用生赭石细末五钱，开水送服，觉恶心立止，须臾胸次通畅，进薄粥一杯，下行顺利。从此饮食不复呕吐，而心中犹发热，舌根肿胀，言语不利，又用生石膏一两，丹参、乳香、没药、连翘各三钱，连服两剂痊愈。

癸亥秋，愚在奉天同善堂医学校讲药性，有学生李庆霖之族姊来奉，病于旅邸。屡经医治无效，病势危急，庆霖求为诊治。其周身灼热，脉象洪实，心中烦躁怔忡，饮食下咽即呕吐，屡次所服之药，亦皆呕吐不受。视其舌苔黄厚，大便数日未行，知其外感之热已入阳明之腑，又挟胃气上逆，冲气上冲也。为疏方，用生赭石细末八钱，生石膏细末两半，蒌仁一两，玄参、天冬各六钱，甘草二

钱，将后五味煎汤一大茶杯，先用开水送服赭石细末，继将汤药服下，遂受药不吐，再服一剂痊愈。

沈阳商人娄顺田，年二十二，虚劳咳嗽，形甚羸弱，脉数八至，按之即无。细询之，自言曾眠热炕之上，晨起觉心中发热，从此食后即吐出，夜间咳嗽甚剧，不能安寝。因二十余日寝食俱废，遂觉精神恍惚，不能支持。愚闻之，知脉象虽危，仍系新证，若久病至此，诚难挽回矣。遂投以醴泉饮，为其呕吐将赭石改用一两，一剂吐即止，可以进食，嗽亦见愈，从前多日未大便，至此大便亦通下。如此加减服之，三日后脉数亦见愈。然犹六至余，心中犹觉发热，遂将玄参、生地皆改用六钱，又每日于午时，用白蔗糖冲水送服西药阿斯必林七厘许。数日诸病皆愈，脉亦复常。

沈阳苏惠堂，年三十许，痨嗽二年不愈，动则作喘，饮食减少，更医十余人，服药数百剂，分毫无效，羸弱转甚。其姊丈李生在京师见《衷中参西录》，大加赏异，急邮函俾其来院诊治。其脉数六至，虽细弱仍有根柢，知其可治，自言上焦恒觉发热，大便四五日一行，时或干燥，投以醴泉饮。为其便迟而燥，赭石改用六钱，又加鸡内金二钱，恐其病久脏腑经络多瘀滞也。数剂后饭量加增，心中仍有热时，大便已不燥，间日一行。遂去赭石二钱，加知母二钱，俾于晚间服汤药后，用白蔗糖水送服阿斯必林四分瓦之一，得微汗后，令于日间服之，不使出汗，数日不觉发热，脉亦复常，惟咳嗽未能痊愈。又用几阿苏六分，薄荷冰四分，和以绿豆粉为丸，梧桐子大，每服三丸，日两次，汤药仍照方服之，五六日后咳嗽亦愈，身体从此康健。

人参可以救气分之脱，至气欲上脱者，但用人参转有助气上升之弊，必与赭石并用，方能引气归原，更能引人参补益之力下行，直至涌泉。友人毛仙阁次男媳，劳心之后，兼以伤心，忽喘逆大作，迫促异常。仙阁知医，自治以补敛元气之药，觉胸中窒碍不能容受，更他医以为外感，投以小青龙汤喘益甚。延愚诊视，其脉浮而微数，按之即无，知为阴阳两虚之证。盖阳虚则元气不能自摄，阴虚而肝肾又不能纳气，故其喘若是之剧也。遂用赭石、龙骨、牡蛎、萸肉各六钱，野台参、白芍各四钱，山药、芡实各五钱，苏子二钱，惟苏子炒熟，余皆生用（方载三期二卷，名参赭镇气汤），煎服后，未及覆杯，病人曰：吾有命矣。询之，曰：从前呼吸惟在喉间，今则转落丹田矣。果一剂病愈强半，又服数剂痊愈。后用此方治内伤之喘，愈者不胜计。

参、赭并用，不但能纳气归原也，设于逆气上干，填塞胸臆，或兼呕吐，其证之上盛下虚者，皆可参、赭并用以治之。

友人毛仙阁治一妇人，胸次郁结，饮食至胃不能下行，时作呕吐，其脉浮而不任重按。仙阁用赭石细末六钱，浓煎人参汤送下，须臾腹中如爆竹之声，胸次胃中俱觉通豁，从此饮食如常，传为异事。

又友人高夷清曾治一人，上焦满闷，不能饮食，常觉有物窒塞，医者用大黄、枳实陷胸之品，十余剂，转觉胸中积满，上至咽喉，饮水一口即溢出。夷清用赭石二两，人参六钱，俾煎服，顿觉窒塞之物降至下焦，又加当归、肉苁蓉，再服一剂，降下瘀滞之物若干，病若失。

《内经》谓："阳明厥逆，喘咳，身热，善惊，衄、呕血。"黄坤载衍《内经》之旨，谓血之失于便溺者，太阴之不升也；亡于吐衄者，阳明之不降也。是语深明《内经》者也。盖阳明胃气，以息息下降为顺，时或不降，则必壅滞转而上逆，上逆之极，血即随之上升而吐衄作矣。治吐衄之证，当以降胃为主，而降胃之药，实以赭石为最效。然胃之所以不降，有因热者，宜降之以赭石，而以蒌仁、白芍诸药佐之；其热而兼虚者，可兼佐以人参；有因凉者，宜降以赭石，而以干姜、白芍诸药佐之（因凉犹用白芍者，防干姜之热侵肝胆也，然吐衄之证，由于胃气凉而不降者甚少）；其凉而兼虚者，可兼佐以白术；有因下焦虚损，冲气不摄上冲胃气不降者，宜降以赭石，而以生山药、生芡实诸药佐之；有因胃气不降，致胃中血管破裂，其证久不愈者，宜降以赭石，而以龙骨、牡蛎、三七诸药佐之（诸方及所治之案，皆详于三期二卷）。无论吐衄之证，种种病因不同，疏方皆以赭石为主，而随证制宜，佐以相当之药品，吐衄未有不愈者。

近治奉天商埠警察局长张厚生，年近四旬，陡然鼻中衄血甚剧，脉象关前洪滑，两尺不任重按，知系上盛下虚之证，自言头目恒不清爽，每睡醒舌干无津，大便甚燥，数日一行。为疏方，赭石、生地黄、生山药各一两，当归、白芍、生龙骨、生牡蛎、怀牛膝各五钱，煎汤送服旱三七细末二钱（凡用生地治吐衄者，皆宜佐以三七，血止后不至瘀血留于经络），一剂血顿止。后将生地减去四钱，加熟地、枸杞各五钱，连服数剂，脉亦平和。

伤寒下早成结胸，瘟疫未下亦可成结胸。所谓结胸者，乃外感之邪与胸中痰涎互相凝结，滞塞气道，几难呼吸也。仲景有大陷胸汤、丸，原为治此证良方，然因二方中皆有甘遂，医者不敢轻用，病家亦不敢轻服，一切利气理痰之药，又皆无效，故恒至束手无策。向愚治此等证，俾用新炒蒌仁四两，捣碎煮汤服之，恒能奏效。后拟得一方，用赭石、蒌仁各二两，苏子六钱（方载三期六卷名荡胸汤），用之代大陷胸汤、丸，屡试皆能奏效。若其结在胃口，心下满闷，按之作疼者，系小陷胸汤证，又可将方中分量减半以代小陷胸汤，其功效较小陷胸汤尤捷。自拟此方以来，救人多矣，至寒温之证已传阳明之腑，却无大热，惟上焦痰涎壅滞，下焦大便不通者，亦可投以此方（分量亦宜斟酌少用），上清其痰，下通其便，诚一举两得之方也。

至寒温之证，不至结胸及心下满闷，惟逆气挟胃热上冲，不能饮食，并不能受药者，宜赭石与清热之药并用。

曾治奉天大东关安家靴铺安显之夫人，年四十余，临产双生，异常劳顿，恶心呕吐，数日不能饮食，服药亦恒呕吐，精神昏愦，形势垂危，群医辞不治。延愚诊视，其脉洪实，面有火，舌苔黄厚，知系产后温病，其呕吐若是者，阳明腑热已实，胃气因热而上逆也。遂偾用玄参两半，赭石一两，同煎服，一剂即热退呕止，可以受食。继用玄参、白芍、连翘以清其余热，病遂痊愈。至放胆用玄参而无所顾忌者，以玄参原宜于产乳，《本经》有明文也。

下有实寒，上有浮热之证，欲用温热之药以祛其寒，上焦恒格拒不受，惟佐以赭石使之速于下行，直达病所，上焦之浮热转能因之下降。

曾治邻村星马村刘某，因房事后恣食生冷，忽然少腹抽疼，肾囊紧缩，大便不通，上焦兼有烦热。医者投以大黄附子细辛汤，上焦烦热益甚，两胁疼胀，便结囊缩，腹疼如故。病家甚觉惶恐，求为诊视。其脉弦而沉，两尺之沉尤甚，先用醋炒葱白熨其脐及脐下，腹中作响，大有开通之意，囊缩腹疼亦见愈，便仍未通。遂用赭石二两，乌附子五钱，当归、苏子各一两，煎汤饮下，即觉药力下行，过两句钟偾煎渣饮之，有顷降下结粪若干，诸病皆愈。

膈食之证，千古难治之证也。《伤寒论》有旋覆代赭石汤，原治伤寒汗吐下解后，心下痞硬，噫气不除。周扬俊、喻嘉言皆谓治膈证甚效。然《本经》谓旋覆花味咸，若真好旋覆花实咸而兼有辛味（敝邑武帝台污所产旋覆花咸而辛），今药坊间所鬻旋覆花皆甚苦，实不堪用。是以愚治膈证，恒用其方去旋覆花，将赭石加重，其冲气上冲过甚，兼大便甚干结者，赭石恒用至两许，再加当归、柿霜、天冬诸药以润燥生津，且更临时制宜，随证加减，治愈者不胜录（三期二卷载治愈之案六则，并详记其加减诸法）。盖此证因胃气衰弱，不能撑悬贲门，下焦冲气又挟痰涎上冲以杜塞之，是以不受饮食。故用人参以壮胃气，气壮自能撑悬贲门，使之宽展；赭石以降冲气，冲降自挟痰涎下行，不虑杜塞，此方之所以效也。若药房间偶有咸而且辛之旋覆花，亦可斟酌加入，然加旋覆花又须少减赭石也。此证有因贲门肿胀，内有瘀血致贲门窄小者，宜于方中加苏木、䗪虫（俗名土鳖）各二钱。

头疼之证，西人所谓脑气筋病也。然恒可重用赭石治愈。

近在奉天曾治安东何道尹幼女，年二十余岁，每日至巳时头疼异常，左边尤甚，过午则愈。先经东人治之，投以麻醉脑筋之品不效。后求为诊视，其左脉浮弦有力者，系少阳之火挟心经之热，乘阳旺之时而上升以冲突脑部也。为疏方，赭石、龙骨、牡蛎、龟板、萸肉、白芍各六钱，龙胆草二钱，药料皆用生者，煎服一剂，病愈强半，又服两剂痊愈。隔数日，又治警察厅书记鞠一鸣夫人，头疼亦如前状，仍投以此方两剂痊愈。

癫狂之证，亦西人所谓脑气筋病也，而其脑气筋之所以病者，因心与脑相通之道路（心有四支血脉管通脑）为痰火所充塞也。愚恒重用赭石二两，佐以大黄、朴硝、半夏、郁金，其痰火甚实者，间或加甘遂二钱（为末送服），辄能随手奏效。诚以赭石重坠之力，能引痰火下行，俾心脑相通之路毫无滞碍，则脑中元神，心中识神自能相助为理，而不至有神明瞀乱之时也。

在奉天曾治洮昌都道尹公子凤巢，年近三旬，癫狂失心，屡经中西医治疗，四载分毫无效。来院求为诊治，其脉象沉实，遂投以上所拟方，每剂加甘遂二钱五分，间两日一服（凡药中有甘遂，不可连服）。其不服汤药之二日，仍用赭石、朴硝细末各五钱，分两次服下，如此旬余而愈。

痫疯之证，千古难治之证也。西人用麻醉脑筋之品，日服数次，恒可强制不发，然亦间有发时，且服之累年不能除根，而此等药常服，又有昏精

神、减食量之弊。庚申岁，在奉天立达医院因诊治此等证，研究数方，合用之，连治数人皆愈。一方用赭石六钱，于术、酒曲（用神曲则无效，且宜生用）、半夏、龙胆草、生明没药各三钱，此系汤剂；一方用真黑铅四两，铁锅内熔化，再加硫黄细末二两，撒于铅上，硫黄皆着，急用铁铲拌炒之，铅经硫黄烧炼，皆成红色，因拌炒结成砂子，取出凉冷，碾轧成饼者（系未化透之铅）去之，余者再用乳钵研极细末，搀朱砂细末与等分，再少加蒸熟麦面（以仅可作丸为度），水和作丸，半分重（干透足半分）；一方用西药臭剥、臭素、安母纽谟各二钱，抱水过鲁拉尔一钱，共研细，搀蒸熟麦面四钱，水和为丸，桐子大。上药早晚各服西药十四丸，午时服铅硫朱砂丸十二丸，日服药三次，皆煎汤剂送下，汤药一剂可煎三次，以递送三次所服丸药，如此服药月余，痫风可以除根。《内经》云："诸风掉眩，皆属于肝。"肝经风火挟痰上冲，遂致脑气

筋顿失其所司，周身抽掣，知觉全无，赭石含有铁质，既善平肝，而其降逆之力又能协同黑铅、朱砂以坠痰镇惊，此其所以效也。而必兼用西药者，因臭剥、臭素诸药，皆能强制脑筋以治病之标，俾目前不至反复，而后得徐以健脾、利痰、祛风、清火之药以铲除其病根也。

方书所载利产之方，无投之必效者，惟方中重用赭石，可应手奏效。

族侄荫棠媳，临产三日不下，用一切催生药，胎气转觉上逆。因其上逆，心忽会悟，为拟方用赭石二两，野台参、当归各一两，煎服后，须臾即产下。后用此方，多次皆效，即骨盘不开者，用之开骨盘亦甚效。盖赭石虽放胆用至二两，而有人参一两以补气，当归一两以生血，且以参、归之微温，以济赭石之微凉，温凉调和，愈觉稳妥也。矧产难者，非气血虚弱，即气血壅滞不能下行，人参、当归虽能补助

气血，而性皆微兼升浮，得赭石之重坠则力能下行，自能与赭石相助为理，以成催生之功也。至于当归之滑润，原为利产良药，与赭石同用，其滑润之力亦愈增也。此方载三期八卷名大顺汤。用此方时，若加卫足花子（炒爆），或丈菊花瓣更效。至二药之性及其形状与所以奏效之理，皆详载于大顺汤后，兹不俱录。

人之廉于饮食者，宜补以健脾之药，而纯用健补脾脏之品，恒多碍于胃气之降，致生胀满，是以补脾者宜以降胃之药佐之，而降胃之品又恒与气分虚弱者不宜。惟赭石性善降胃，而分毫不伤气分，且补药性多温，易生浮热，赭石性原不凉，而能引热下行（所以诸家本草多言其性凉）。是以愚习用赭石，不但以之降胃也，凡遇有虚热之证，或其人因热痰嗽，或其人因热怔忡，但问其大便不滑泻者，方中加以赭石，则奏效必速也。

内中风之证，忽然昏倒

不省人事，《内经》所谓"血之与气并走于上"之大厥也。亦即《史记·扁鹊传》所谓"上有绝阳之络，下有破阴之纽"之尸厥也。此其风非外来，诚以肝火暴动与气血相并上冲脑部（西人剖验此证谓脑部皆有死血，或兼积水），惟用药镇敛肝火，宁熄内风，将其上冲之气血引还，其证犹可挽回，此《金匮》风引汤所以用龙骨、牡蛎也。然龙骨、牡蛎，虽能敛火熄风，而其性皆涩，欠下达之力，惟佐以赭石则下达之力速，上逆之气血即可随之而下。

曾治奉天大北关开醋房者杜正卿，忽然头目眩晕，口眼歪斜，舌强直不能发言，脉象弦长有力，左右皆然，视其舌苔白厚微黄，且大便数日不行，知其证兼内外中风也。俾先用阿斯必林瓦半，白糖水送下以发其汗，再用赭石、生龙骨、生牡蛎、蒌仁各一两，生石膏两半，菊花、连翘各二钱，煎汤，趁其正出汗时服之，一剂病愈强半，大便亦通。又按其方加减，连服数剂痊愈。

又治邻村韩姓媪，年六旬。于外感病愈后，忽然胸膈连心下突胀，腹脐塌陷，头晕项强，妄言妄见，状若疯狂，其脉两尺不见，关前摇摇无根，数至六至，此下焦虚惫，冲气不摄，挟肝胆浮热上干脑部乱其神明也。遂用赭石、龙骨、牡蛎、山药、地黄（皆用生者）各一两，野台参、净萸肉各八钱，煎服一剂而愈。又少为加减再服一剂以善其后。

又治邻村生员刘树帜，年三十许，因有恼怒，忽然昏倒不省人事，牙关紧闭，唇齿之间有痰涎随呼气外吐，六脉闭塞若无。急用作嚏之药吹鼻中，须臾得嚏，其牙关遂开。继用香油两余，炖温调麝香末一分，灌下，半句钟时稍醒悟能作呻吟，其脉亦出，至数五至余，而两尺弱甚，不堪重按。知其肾阴亏损，故肝胆之火易上冲也。遂用赭石、熟地、生山药各一两，龙骨、牡蛎、净萸肉各六钱，煎服后豁然顿愈。继投以理肝补肾之药数剂，以善其后。

按：此等证，当痰火气血上壅之时，若人参、地黄、山药诸药，似不宜用，而确审其系上盛下虚，若《扁鹊传》所云云者，重用赭石以辅之，则其补益之力直趋下焦，而上盛下虚之危机旋转甚速，莫不随手奏效也。

山药解

山药色白入肺，味甘归脾，液浓益肾，能滋润血脉，固摄气化，宁嗽定喘，强志育神，性平可以常服多服。宜用生者煮汁饮之，不可炒用，以其含蛋白质甚多，炒之则其蛋白质焦枯，服之无效。若作丸散，可轧细蒸熟用之。处方编中一味薯蓣饮后，附有用山药治愈之验案数则可参观。

【附案】一室女，月信年余未见，已成痨瘵，卧床不起。治以拙拟资生汤（方载三期一卷），复俾日用生山药四两，煮汁当茶饮之，一月之后，体渐复初，月信亦通，见者以此证可愈，讶为异事。

一妇人，产后数日，大喘大汗，身热痨嗽。医者用黄芪、熟地、白芍等药，汗出愈多。后愚诊视，脉甚虚弱，数至七至，审证论脉，似在不治。俾其急用生山药六两，煮汁徐徐饮之，饮完添水重煮，一昼夜所饮之水皆取于山药中。翌日又换山药六两，仍如此煮饮之。三日后诸病皆愈。

一人年四十余，得温病十余日，外感之火已消十之八九，大便忽然滑下，喘息迫促，且有烦渴之意。其脉甚虚，两尺微按即无。急用生山药六两，煎汁两大碗，徐徐温饮下，以之当茶，饮完煎渣再饮，两日共用山药十八两，喘与烦渴皆愈，大便亦不滑泻。

邻村泊庄高氏女，年十

六七，禀赋羸弱，得外感痰喘证，投以《金匮》小青龙加石膏汤，一剂而愈。至翌日忽似喘非喘，气短不足以息，诊其脉如水上浮麻，不分至数，按之即无。愚骇曰：此将脱之证也。乡屯无药局，他处取药无及，适有生山药两许，系愚向在其家治病购而未服者，俾急煎服之，下咽后气息既能接续，可容取药，仍重用生山药，佐以人参、萸肉、熟地诸药，一剂而愈。

一妇人年三十许，泄泻数月不止，病势垂危，倩人送信于其父母。其父将往瞻视，询方于愚，言从前屡次延医治疗，百药不效。俾用生山药轧细，煮粥服之，日三次，两日痊愈，又服数日，身亦康健。

一娠妇，日发痫风，其脉无受娠滑象，微似弦而兼数，知阴分亏损血液短少也。亦俾煮山药粥服之即愈，又服数次，永不再发。

奉天大东关关氏少妇，素有痨疾，因产后暴虚，喘嗽大作。治以山药粥，日服两次，服至四五日，喘嗽皆愈，又服数日，其痨疾自此除根。

奉天大东关学校教员郑子绰之女，年五岁，秋日为风寒所束，心中发热。医者不知用辛凉表散，而纯投以苦寒之药，连服十余剂，致脾胃受伤，大便滑下，月余不止，而上焦之热益炽。医者皆辞不治，始求愚为诊视。其形状羸弱已甚，脉象细微浮数，表里俱热，时时恶心，不能饮食，昼夜犹泻十余次，治以山药粥，俾随便饮之，日四五次，一次不过数羹匙，旬日痊愈。

寒温之证，上焦燥热、下焦滑泻者，皆属危险之候。因欲以凉润治燥热，则有碍于滑泻，欲以涩补治滑泻，则有碍于燥热。愚遇此等证，亦恒用生山药，而以滑石辅之，大抵一剂滑泻即止，燥热亦大轻减。若仍有余热未尽除者，可再徐调以凉润之药无妨。

奉天大东关旗人号崧宅者，有孺子，年四岁，得温病，邪犹在表，医者不知为之清解，遽投以苦寒之剂，服后连四五日滑泻不止，上焦燥热，闭目而喘，精神昏愦。延为诊治，病虽危险，其脉尚有根柢，知可挽回。遂用生山药、滑石各一两，生杭芍四钱，甘草三钱（方载三期五卷名滋阴清燥汤），煎汤一大茶杯，为其幼小，俾徐徐温饮下，尽剂而愈。然下久亡阴，余有虚热，继用生山药、玄参各一两以清之，两剂热尽除。

同庄张氏女，适邻村郭氏，受妊五月，偶得伤寒，三四日间，胎忽滑下。上焦燥渴，喘而且呻，痰涎壅盛，频频咳吐，延医服药，病未去而转增滑泻，昼夜十余次，医者辞不治，且谓危在旦夕。其家人惶恐，因其母家介绍迎愚诊视。其脉似洪滑，重按指下豁然，两尺尤甚，然为流产才四五日，不敢剧用

山药滑石方。遂先用生山药二两，酸石榴一个，连皮捣烂，同煎汁一大碗，分三次温饮下，滑泻见愈，他病如故。再诊其脉，洪滑之力较实，因思此证虽虚，且当忌用寒凉之时，然确有外感实热，若不解其热，他病何以得愈。时届晚三句钟，病人自言每日此时潮热，又言精神困倦已极，昼夜苦不得睡。遂放胆投以生山药两半，滑石一两，生杭芍四钱，甘草三钱，煎汤一大碗，徐徐温饮下，一次只饮药一口，诚以产后脉象又虚，欲其药力常在上焦，不欲其寒凉侵下焦也。斯夜遂得安睡，渴与滑泻皆愈，喘与咳亦愈其半。又将山药、滑石各减五钱，加生龙骨、生牡蛎各八钱，一剂而愈。

一媪年近七旬，素患漫肿，愚为调治，余肿虽就愈而身体未复。忽于季春得温病，上焦烦热，病家自剖鲜地骨皮煮汁饮之，稍愈，又饮数次遂滑泻，数日不止，

而烦热益甚。延为诊视，脉浮滑而数，重按无力。病家因病者年高，又素有疾病，惴惴惟恐不愈，而愚毅然许为治愈。遂治以山药滑石白芍甘草方，山药、滑石皆重用一两，为其表证犹在，加连翘、蝉蜕各三钱（方载三期五卷名滋阴宣解汤），一剂泻止，烦热亦觉轻。继用拙拟白虎加人参以山药代粳米汤（方载三期六卷），煎汁一碗，一次只温饮一大口，防其再滑泻也，尽剂而愈。

邻村生员李子咸先生之女，年十四五，感冒风热，遍身疹瘾，烦渴滑泻，又兼喘促，其脉浮数无力。愚踌躇再四，他药皆不对证，亦重用生山药、滑石，佐以白芍、甘草、连翘、蝉蜕，两剂诸病皆愈。盖疹瘾最忌滑泻，滑泻则疹毒不能外出，故宜急止之。至连翘、蝉蜕，在此方中不但解表，亦善治疹瘾也。

奉天财政厅科员刘仙舫，年二十五六，于季冬得伤寒，经医者误治，大便滑泻无度，而上焦烦热，精神昏愦，时作谵语，脉象洪数，重按无力。遂重用生山药两半，滑石一两，生杭芍六钱，甘草三钱，一剂泻止，上焦烦热不退，仍作谵语。爰用玄参、沙参诸凉润之药清之，仍复滑泻，再投以前方一剂泻又止，而上焦之烦热益甚，精神亦益昏愦，毫无知觉。仙舫家营口，此时其家人毕至，皆以为不可复治。诊其脉虽不实，仍有根柢，至数虽数，不过六至，知犹可治，遂慨切谓其家人曰：果信服余药，此病尚可为也。其家人似领悟。为疏方，用大剂白虎加人参汤，更以生山药一两代粳米，大生地一两代知母，煎汤一大碗，嘱其药须热饮，一次只饮一口，限以六句钟内服完，尽剂而愈。

山药又宜与西药白布圣并用。盖凡补益之药，皆兼有壅滞之性，山药之壅滞，较参、术、芪有差，而脾胃弱者多服、久服亦或有觉壅滞之时。佐以白布圣以运化之，则毫无壅滞，其补益之力乃愈大。

奉天缉私督察处调查员罗荫华，年三十许，虚弱不能饮食，时觉眩晕，步履恒仆，自觉精神常欲涣散，其脉浮数细弱，知仓猝不能治愈。俾用生怀山药细末一两，煮作粥，调入白布圣五分服之，日两次，半月之后病大轻减，月余痊愈。沧州兴业布庄刘俊卿之夫人，年五十余，身形瘦弱，廉于饮食，心中怔忡则汗出，甚则作抽掣，若痫风。医始年余，病转加甚。驰书询方，愚为寄方数次，病稍见轻，旋又反复。后亦俾用生山药末煮粥，调白布圣服之，四十余日病愈，身体健康。

友人宋钵文，滦州博雅士也，尤精于医。其来院中时，曾与论及山药与白布圣同服之功效。后钵文还里，值其孙未周岁失乳，食以牛乳则生热。钵文俾用山药稠粥，调以白布圣及白糖哺之，数月后其孙比吃乳时转胖。后将其方传至京师，京中用以哺小儿者甚多，皆胖壮无病。

法库万泽东之令堂，自三十余岁时，即患痰喘咳嗽，历三十年百药不效，且年愈高，病亦愈进，至民国十年春，又添发烧、咽干、头汗出、食不下等证。延医诊视，云是痰盛有火，与人参清肺汤加生地、丹皮等味，非特无效，反发热如火，更添泄泻，有不可终日之势。后忽见《衷中参西录》一味薯蓣饮，遂用生怀山药四两，加玄参三钱，煎汤一大碗，分数次徐徐温服，一剂即见效，至三剂病愈强半，遂改用生怀山药细末一两，煮作粥服之，日两次，间用开胃药，旬余而安，宿病亦大见轻，大约久服宿病亦可除根。泽东素知医，自此从愚学医。又万泽东之夫人，大便泄泻数年不愈，亦服山药粥而愈。

·60·

按：民纪辛未，内子大病半年，一日垂危，似喘非喘，气短不足以息，自知不起，嘱赶备后事。二女德清翻阅四期《医学衷中参西录》，见山药各条如是神奇，值家中购有生山药四两，急浓煎一小碗，灌服，过十分钟气息即能接续，诸证亦较轻减。自是每日仍服山药四两，作一日之饮料，接服四阅月，计用生山药五十余斤痊愈。至今体气较未病之前为健。

受业高崇勋谨注

地黄解

鲜地黄性寒，微苦微甘，最善清热、凉血、化瘀血、生新血，治血热妄行吐血、衄血、二便因热下血。其中含有铁质，故晒之蒸之则黑，其生血凉血之力，亦赖所含之铁质也。

干地黄（即药房中生地黄）经日晒干，性凉而不寒，生血脉，益精髓，聪明耳目，治骨蒸劳热，肾虚生热。

熟地黄用鲜地黄和酒，屡次蒸晒而成。其性微温，甘而不苦，为滋阴补肾主药。治阴虚发热，阴虚不纳气作喘，痨瘵咳嗽，肾虚不能漉水，小便短少，积成水肿，以及各脏腑阴分虚损者，熟地黄皆能补之。

【附案】地黄之性，入血分不入气分，而冯楚瞻谓其大补肾中元气，论者多訾其说，然亦未可厚非也。癸巳秋，应试都门，曾在一部郎家饮酒，其家有女仆年三十许，得温病十余日，势至垂危，将舁于外。同坐贾佩卿谓愚知医，主家延为诊视。其证昼夜泄泻，昏不知人，呼之不应，其脉数至七至，按之即无。遂用熟地黄二两，生山药、生杭芍各一两，甘草三钱，煎汤一大碗，趁温徐徐灌之，尽剂而愈。

又治邻村泊庄高氏女，资禀素羸弱，得温病五六日，痰喘甚剧。投以《金匮》小青龙加石膏汤，喘顿止。时届晚八点钟，一夜安稳。至寅时喘复作，精神恍惚，心中怔忡。再诊其脉，如水上浮麻，按之即无，不分至数，此将脱之候也。急疏方，用熟地黄四两，生山药一两，野台参五钱，而近处药房无野台参并他参亦罄尽，遂单用熟地黄、生山药煎服，一日连进三剂，共用熟地黄十二两，其病竟愈（此证当用三期一卷来复汤，方中重用山萸肉二两，而治此证时其方犹未拟出）。当时方中若有野台参，功效未必更捷，至病愈之后，救脱之功将转归于野台参矣。

又邻村李边务李媪，年七旬，劳喘甚剧，十年未尝卧寝。俾每日用熟地煎汤当茶饮之，数日即安卧，其家人反惧甚，以为如此改常，恐非吉兆，而不知其病之愈也。

又邻村龙潭张媪，年过七旬，孟夏病温，五六日间，身热燥渴，精神昏愦，舌似无苔，而舌皮数处作黑色，干而且缩，脉细数无力。当此高年，审证论脉，似在不治。踌躇再四，为疏两方，一方即白虎加人参以山药代粳米汤；一方用熟地黄二两，生山药、枸杞各一两，真阿胶五钱，煎汤后，调入生鸡子黄四枚。二方各煎汤一大碗，徐徐轮流温服，尽剂而愈。

又奉天省长公署科长侯寿平之哲嗣，年五岁，因服凉泻之药太过，致成慢惊，胃寒吐泻，常常瘈疭，精神昏愦，目睛上泛，有危在顷刻之象。为处方，用熟地黄二两，生山药一两，干姜、附子、肉桂各二钱，净萸肉、野台参各三钱，煎汤一杯半，徐徐温饮下，吐泻瘈疭皆止，精神亦振，似有烦躁之意，遂去干姜加生杭芍四钱，再服一剂痊愈。

统观以上诸案，冯氏谓地黄大补肾中元气之说，非尽无凭。盖阴者阳之守，血者气之配，地黄大能滋阴养血，大剂服之，使阴血充足，人身元阳之气，自不至上脱下陷也。

甘草解

甘草性微温，其味至甘，得土气最全，万物由土而生，复归土而化，故能解一切毒性。甘者主和，故有调和脾胃之功，甘者主缓，故虽补脾胃而实非峻补。炙用则补力较大，是以方书谓胀满证忌之。若轧末生服，转能通利二便，消胀除满。若治疮疡亦宜生用，或用生者煎服亦可。其皮红兼入心，故仲景有甘草泻心汤，用连、芩、半夏以泻心下之痞，即用甘草以保护心主，不为诸药所伤损也。至白虎汤用之，是借其甘缓之性以缓寒药之侵下。通脉汤、四逆汤用之，是借其甘缓之性，以缓热药之僭上。与芍药同用，能育阴缓中止疼，仲景有甘草芍药汤。与干姜同用，能逗留其热力使之绵长，仲景有甘草干姜汤。与半夏、细辛诸药同用，能解其辛而且麻之味，使归和平。惟与大戟、芫花、甘遂、海藻相反，余药则皆相宜也。

古方治肺痈初起，有单用粉甘草四两，煮汤饮之者，恒有效验。愚师其意，对于肺结核之初期，咳嗽吐痰，微带腥臭者，恒用生粉甘草为细末，每服钱半，用金银花三钱煎汤送下，日服三次，屡屡获效。若肺病已久，或兼吐脓血，可用粉甘草细末三钱，浙贝母、三七细末各钱半，共调和为一日之量，亦用金银花煎汤送下。若觉热者，可再加玄参数钱，煎汤送服。皮黄者名粉甘草，性平不温，用于解毒清火剂中尤良。

己未孟冬，奉天霍乱盛行，官银号总办刘海泉君谓当拟方登报以救疾苦，愚因拟得两方登之于报，一为急救回生丹，用甘草细末一钱，朱砂细末钱半，冰片三分，薄荷冰（亦名薄荷脑）二分，共调匀，作三次服，约多半点钟服一次。一为卫生防疫宝丹，用甘草细末十两，细辛细末两半，香白芷细末一两，薄荷冰四钱，冰片二钱，水泛为丸，梧桐子大，用朱砂细末三两为衣，每服八十粒，多至一百二十粒。二方在奉天救人多矣。时桓仁友人袁霖普，为直隶故城县尹，致函问方，遂开两方与之。后来信，用急救回生丹施药二百六十剂，即治愈二百六十人，至第二年其处又有霍乱，袁君复将卫生防疫宝丹方制药六大料，治愈千人。二次袁君将其方传遍近处各县，救人尤多。

二方中皆重用甘草，则甘草之功用可想也。然亦多赖将甘草轧细生用，未经蜜炙、水煮耳。诚以暴病传染，皆挟有毒气流行，生用则其解毒之力较大，且甘草熟用则补，生用则补中仍有流通之力，故于霍乱相宜也。至于生用能流通之说，可以事实征之。

开原王姓幼童，脾胃虚弱，饮食不能消化，恒吐出，且小便不利，周身漫肿，腹胀大，用生甘草细末与西药白布圣各等分，每服一钱，日三次，数日吐止便通，肿胀皆消。

又铁岭友人魏紫绂，在通辽镇经理储蓄会，其地多甘草，紫绂日以甘草置茶壶中当茶叶冲水饮之，旬日其大小便皆较勤，遂不敢饮。后与愚观面，为述其事，且问甘草原有补性，何以通利二便？答曰：甘草熟用则补，生用则通，以之置茶壶中虽冲以开水，其性未熟，仍与生用相近故能通也。

又门生李子博言，曾有一孺子患腹疼，用暖脐膏贴之，后其贴处溃烂，医者谓多饮甘草水可愈。复因饮甘草水过多，小便不利，身肿腹胀，再延他医治之，服药无效。其地近火车站，火车恒装卸甘草，其姊携之拾甘草嚼之，日以为常，其肿胀竟由此而消。观此，则知甘草生用、熟用，其性竟若是悬殊，用甘草者，可不于生熟之间加之意乎？

朱砂解

朱砂味微甘性凉，生于山麓极深之处，为汞五硫一化合而成。硫属阳，汞属阴，为其质为阴阳团结，且又性凉体重，故能养精神、安魂魄、镇惊悸、熄肝风；为其色赤入心，能清心热，使不耗血，故能治心虚怔忡及不眠；为其原质硫汞，皆能消除毒菌，故能治暴病传染、霍乱吐泻；为其色赤为纯阳之色，故能驱除邪祟不祥；为其含汞质甚多，重坠下行，且色赤能入肾，导引肾气上达于心，则阴阳调和，水火既济；目得水火之精气以养其瞳子，故能明目；外用之，又能敷疮疡疥癫诸毒，亦借其原质为硫汞化合之力也。

邹润安曰：凡药所以致生气于病中，化病气为生气也。凡用药取其禀赋之偏，以救人阴阳之偏胜也。是故药物之性，未有不偏者。徐洄溪曰：药之用，或取其气，或取其味，或取其色，或取其形，或取其质，或取其性情，或取其所生之时，或取其所成之地。愚谓：丹砂则取其质与气与色为用者也。质之刚是阳，内含汞则阴，气之寒是阴，色纯赤则阳，故其义为阳抱阴，阴承阳，禀自先天，不假作为。人之有生以前，两精相搏即有神，神依于精乃有气，有气而

后有生，有生而后知识具以成其魂，鉴别昭以成其魄，故凡精气失其所养，则魂魄遂不安，欲养之安之，则舍阴阳紧相抱持，密相承接之丹砂又奚取乎？然谓主身体五脏百病，养精神，安魂魄，益气明目何也？夫固以气寒，非温煦生生之具，故仅能于身体五脏百病中，养精神，安魂魄，益气明目耳。若身体五脏百病中，其不必养精神，安魂魄，益气明目者，则不必用丹砂也。血脉不通者，水中之火不继续也；烦满消渴者，火中之水失滋泽也；中恶腹痛阴阳不相保抱，邪得乘间以入；毒气疥瘘诸疮，阳不蓄阴而反灼阴，得惟药之阳抱阴，阴涵阳者治之，斯阳不为阴贼，阴不为阳累，诸疾均可已矣。

按：此为邹氏释《本经》之文，可谓精细入微矣。

壬寅秋月，霍乱流行。友人毛仙阁之侄，受此证至垂危，衣冠既毕，舁之床上。仙阁见其仍有微息，遂研朱砂钱许，和童便灌之，其病

由此竟愈。又一女子受此病至垂危，医者辞不治，时愚充教员于其处，求为诊治，亦用药无效。适有摇铃卖药者，言能治此证，亦单重用朱砂钱许，治之而愈。愚从此知朱砂善化霍乱之毒菌。至己未在奉天拟得急救回生丹、卫生防疫宝丹两方，皆重用朱砂，治愈斯岁之患霍乱者不胜纪，传之他省亦救人甚伙，可征朱砂之功效神奇矣。然须用天产朱砂方效，若人工所造朱砂（色紫成大块作锭形者，为人工所造朱砂），只可作颜料用，不堪入药。

鸦胆子解（俗名鸭蛋子，即苦参所结之子）

鸦胆子味极苦，性凉，为凉血解毒之要药，善治热性赤痢（赤痢间有凉者），二便因热下血，最能清血分之热及肠中之热，防腐生肌，诚有奇效。愚生平用此药治愈至险之赤痢不胜纪，用时去皮，每服二十五粒，极多至五十粒，白糖水送下。此物囫囵吞服，去皮时仁有破者，去之勿服，服之恐作呕吐。

按： 鸦胆子诸家未言治疮解毒，而愚用之以治梅毒及花柳毒淋皆有效验，捣烂醋调敷疔毒，效验异常，洵良药也。

受业张方舆按：鸦蛋子又善治疣，疣即俗所谓瘊子也。以鸦蛋子去皮，取白仁之成实者，杵为末，以烧酒和涂少许，小作疮即愈。予面部生疣，以他法治愈，次年复发，凡三四年后，求治于寿师，师告以此方，按法涂之，二日患处烧烂如莲子大一块，并不觉痛，旋结痂而愈，永不复发。

龙骨解（附龙齿）

龙骨味淡，微辛，性平，质最黏涩，具有翕收之力（以舌舐之即吸舌不脱，有翕收之力可知），故能收敛元气，镇安精神，固涩滑脱。凡心中怔忡、多汗淋漓、吐血衄血、二便下血、遗精白浊、大便滑泻、小便不禁、女子崩带，皆能治之。其性又善利痰，治肺中痰饮咳嗽，咳逆上气，其味微辛，收敛之中仍有开通之力，故《本经》谓其主泻利脓血，女子漏下，而又主癥瘕坚结也。龙齿与龙骨性相近，而又饶镇降之力，故《本经》谓主小儿大人惊痫，癫疾狂走，心下结气，不能喘息也。

龙之为物，历载于上古、中古各书，原可确信其有也。而西人则谓天地间决无此物，所谓龙骨者，乃山矿中之石类。诚如西人之说，则药肆所鬻之龙骨，何以宛有骨节，且有齿与角乎？愚尝与内炼诸道友谈及，而道友之内炼功深者，则谓两眉之间恒自见有阳光外现作金色，仿佛若龙。愚乃恍然悟会，古人所谓尸居龙见者，即此谓也。并悟天地间之所谓龙，原系天地间元阳之气，禀有元阳之灵，即有时得诸目睹，无非元阳之光外现也。然其光有象无质（此《易》所谓，在天成象），故龙之飞腾变化，莫可端倪，此《易》之乾卦论纯阳之天德，而取象于龙，使龙实有体质，仍藐然一物耳，岂可以仿天德哉？然气化之妙用，恒阴阳互相应求，龙之飞也，太空之阴云应之，与之化合而成雨；龙之潜也，地下之阴气应之，与之化合而成形（此《易》所谓，在地成形），所成之形名为龙骨，实乃龙身之模范也。迨阳气萌动上升，龙之元阳乘时飞去，而其化合所成之形质仍留地中，于是取以入药，最有翕收之力。凡人身阴阳将离，气血滑脱，神魂浮越之证，皆能愈之。以其原为真阴真阳之气化合而成，所以能使人身之阴阳互根，气血相恋，神魂安泰而不飞越也。如谓系他物之骨，久埋地中，得山陇之气化而为石性，若石蟹、石燕者，然而天地间何物之骨，有若是之巨者哉？

徐灵胎曰：龙得天地元阳之气以生，藏时多，见时少，其性至动而能静，故其骨最黏涩，能收敛正气，凡心神耗散、肠胃滑脱之疾皆能已之。且敛正气而不敛邪气，所以仲景于伤寒之邪气未尽者亦用之。

上所录徐氏议论极精微，所谓敛正气而不敛邪气，外感未尽亦可用之者，若仲景之柴胡加龙骨牡蛎汤、桂枝甘草龙骨牡蛎汤诸方是也。愚于伤寒、温病热实脉虚，心中怔忡，精神骚扰者，恒龙骨与萸肉、生石膏并用，即可随手奏效（有案载萸肉条下可参观）。至其谓龙为元阳之气所生，愚因之则别有会心，天地有元阳，人身亦有元阳，气海中之元气是也。此元气在太极为未判阴阳，包括为先天生生之气即无极也。由此阳气上升而生心，阳气下降而生肾，阴阳判而两仪立矣。心阳也，而中藏血液；肾阴也，而中藏相火，阴中有阳，阳中有阴，而四象成矣。龙为天地之元阳所生，是以元气将涣散者，重用龙骨即能敛住，此同气感应之妙用也。且元气之脱，多由肝经（肝系下与气海相连，故元气之上脱者必由肝经），因肝主疏泄也。夫肝之取象为青龙，亦与龙骨为同气，是以龙骨之性，既能入气海以固元气，更能入肝经以防其疏泄元气，此乃天生妙药，是以《本经》列之上品也。且为其能入肝敛戢肝木，愚于忽然中风肢体不遂之证，其脉甚弦硬者，知系肝

火肝风内动，恒用龙骨同牡蛎加于所服药中以敛戢之，至脉象柔和其病自愈，三期七卷有镇肝熄风汤，五期三卷有建瓴汤，皆重用龙骨，方后皆有验案可参观。

陈修园曰：痰，水也，随火而上升，龙属阳而潜于海，能引逆上之火、泛滥之水下归其宅，若与牡蛎同用，为治痰之神品，今人只知其性涩以收脱，何其浅也。

王洪绪谓：龙骨宜悬于井中，经宿而后用之。观此，可知龙骨不宜煅用也。愚用龙骨约皆生用，惟治女子血崩，或将流产，至极危时恒用煅者，取其涩力稍胜以收一时之功也。

牡蛎解

牡蛎味咸而涩，性微凉，能软坚化痰，善消瘰疬，止呃逆，固精气，治女子崩带。《本经》谓其主温疟者，因温疟但在足少阳，故不与太阳相并为寒，但与阳明相并为热（此理参观五期一卷少阳为游部论始明）。牡蛎之生，

背西向东，为足少阳对宫之药，有自然感应之理，故能入其经而祛其外来之邪。主惊恚怒气者，因惊则由于胆，怒则由于肝，牡蛎咸寒属水，以水滋木，则肝胆自得其养。且其性善收敛有保合之力，则胆得其助而惊恐自除，其质类金石有镇安之力，则肝得其平而恚怒自息矣。至于筋原属肝，肝不病而筋之或拘或缓者自愈，故《本经》又谓其除拘缓也。

牡蛎所消之瘰疬，即《本经》所谓鼠瘘。《本经》载之，尽人皆能知之，而其所以能消鼠瘘者，非因其咸能软坚也。盖牡蛎之原质，为碳酸钙化合而成，其中含有沃度（亦名海碘），沃度者善消瘤赘瘰疬之药也。处方编中消瘰丸下附有验案可参观。

方书谓牡蛎左顾者佳，然左顾右顾辨之颇难。因此物乃海中水气结成，亿万相连，或覆或仰，积聚如山，古人谓之蚝山（蚝即牡蛎）。覆而生者，其背凸，仍覆置之，视其头向左回者为左顾。仰而生者，其背凹，仍仰置之，其头亦向左回者为左顾，若不先辨其覆与仰，何以辨其左右顾乎？然以愚意测之，若瘰疬在左边者用左顾者佳，若瘰疬在右边者左顾者亦未必胜于右顾者也。

牡蛎若作丸散，亦可煅用，因煅之则其质稍软，与脾胃相宜也。然宜存性，不可过煅，若入汤剂仍以不煅为佳。

【附案】一少年，项侧起一瘰疬，大如茄，上连耳，下至缺盆，求医治疗，言服药百剂，亦不能保其必愈，而其人家贫佣工，为人耘田，不惟无钱买如许多药，即服之亦不暇。然其人甚强壮，饮食甚多，俾于每日三餐之时，先用饭汤送服煅牡蛎细末七八钱，一月之间消无芥蒂。然此惟身体强壮且善饭者，可如此单服牡蛎，若脾胃稍弱者，即宜佐以健补脾胃之药，不然恐瘰疬未愈而脾胃先伤，转致成他病也。

石决明解

石决明味微咸，性微凉，

为凉肝镇肝之要药。肝开窍于目，是以其性善明目，研细水飞作敷药，能除目外障，作丸散内服，能消目内障（消内障丸散优于汤剂）。为其能凉肝，兼能镇肝，故善治脑中充血作疼作眩晕，因此证多系肝气肝火挟血上冲也。是以愚治脑充血证，恒重用之至两许。其性又善利小便，通五淋，盖肝主疏泄为肾行气，用决明以凉之镇之，俾肝气肝火不妄动自能下行，肾气不失疏泄之常，则小便之难者自利，五淋之涩者自通矣。此物乃鳆甲也，状如蛤，单片附石而生，其边有孔如豌豆，七孔九孔者佳，宜生研作粉用之，不宜煅用。

玄参解

玄参色黑，味甘微苦，性凉多液，原为清补肾经之药，中心空而色白（此其本色，药房多以黑豆皮水染之，则不见其白矣），故又能入肺以清肺家燥热，解毒消火，最宜于肺病结核、肺热咳嗽。《本经》谓其治产乳余疾，因其性凉而不寒，又善滋阴，且兼有补性（凡名参者皆含有补性），故产后血虚生热及产后寒温诸证，热入阳明者，用之最宜。愚生平治产后外感实热，其重者用白虎加人参汤以玄参代方中知母，其轻者用拙拟滋阴清胃汤（方载三期八卷，系玄参两半，当归三钱，生杭芍四钱，茅根二钱，甘草钱半），亦可治愈。诚以产后忌用凉药，而既有外感实热，又不得不以凉药清之，惟石膏与玄参，《本经》皆明载治产乳，故敢放胆用之。然用石膏又必加人参以辅之，又不敢与知母并用，至滋阴清胃汤中重用玄参，亦必以四物汤中归、芍辅之，此所谓小心放胆并行不背也。《本经》又谓，玄参能明目，诚以肝开窍于目，玄参能益水以滋肝木，故能明目，且目之所以能视者，在瞳子中神水充足，神水固肾之精华外现者也。以玄参与柏实、枸杞并用，以治肝肾虚而生热，视物不了了者，恒有捷效也。又外感大热已退，其人真阴亏损，舌干无津，胃液消耗，口苦懒食者，愚恒用玄参两许，加潞党参二三钱，连服数剂自愈。

当归解

当归味甘微辛，气香，液浓，性温，为生血活血之主药，而又能宣通气分，使气血各有所归，故名当归。其力能升（因其气厚而温）能降（因其味厚而辛），内润脏腑（因其液浓而甘），外达肌表（因其味辛而温）。能润肺金之燥，故《本经》谓其主咳逆上气；能缓肝木之急，故《金匮》当归芍药散，治妇人腹中诸疼痛；能补益脾血，使人肌肤华泽；生新兼能化瘀，故能治周身麻痹、肢体疼痛、疮疡肿疼；活血兼能止血，故能治吐血衄血（须用醋炒取其能降也），二便下血（须用酒炒取其能升也）；润大便兼能利小便，举凡血虚血枯、阴分亏损之证，皆宜用之。惟虚劳多汗、大便滑泻者，皆禁用。

受业孙静明按：凡治痢疾于消导化滞药中，加当归一二钱，大便时必觉通畅，此足证当归润大便之功效也。

当归之性虽温，而血虚有热者，亦可用之，因其能生血即能滋阴，能滋阴即能退热也。其表散之力虽微，而颇善祛风，因风着人体恒致血痹，血活痹开，而风自去也。至于女子产后受风发搐，尤宜重用当归，因产后之发搐，半由于受风，半由于血虚（血虚不能荣筋），当归既能活血以祛风，又能生血以补虚，是以愚治此等证，恒重用当归一两，少加散风之品以佐之，即能随手奏效。

【附案】一少妇，身体羸弱，月信一次少于一次，浸至只来少许，询问治法。时愚初习医未敢疏方，俾每日单用当归八钱煮汁饮之，至期所来经水遂如常，由此可知当归生血之效也。

一人年四十余，得溺血证，自用当归一两酒煮饮之而愈。后病又反复，再用原方不效，求为诊治，愚俾单用去皮鸦胆子五十粒，冰糖化水送下而愈。后其病又反复，再服鸦胆子方两次无效，仍用酒煮当归饮之而愈。夫人犹其人，证犹其证，从前治愈之方，后用之有效有不效者，或因血证之前后凉热不同也，然即此亦可知当归之能止下血矣。

第四期第三卷

芍药解

芍药味苦微酸，性凉多液（单煮之其汁甚浓）。善滋阴养血，退热除烦，能收敛上焦浮越之热下行自小便泻出，为阴虚有热小便不利者之要药。为其味酸，故能入肝以生肝血；为其味苦，故能入胆而益胆汁；为其味酸而兼苦，且又性凉，又善泻肝胆之热，以除痢疾后重（痢后重者，皆因肝胆之火下迫），疗目疾肿疼（肝开窍于目）。与当归、地黄同用，则生新血；与桃仁、红花同用，则消瘀血；与甘草同用则调和气血，善治腹疼；与竹茹同用，则善止吐衄；与附子同用，则翕收元阳下归宅窟。惟力近和缓，必重用之始能建功。

芍药原有白、赤二种，以白者为良，故方书多用白芍。至于化瘀血，赤者较优，故治疮疡者多用之，为其能化毒热之瘀血不使溃脓也。白芍出于南方，杭州产者最佳，其色白而微红，其皮则红色又微重。为其色红白相兼，故调和气血之力独优。赤芍出于北方关东三省，各山皆有，肉红皮赤，其质甚粗，若野草之根，故张隐庵、陈修园皆疑其非芍药花根。愚向亦疑之，至奉后因得目睹，疑团方释，特其花叶皆小，且花皆单瓣，其花或粉红或紫色，然无论何色，其根之色皆相同。

【附案】一童子年十五六岁，于季春得温病，经医调治，八九日间大热已退，而心犹发热，怔忡莫支，小便不利，大便滑泻，脉象虚数，仍似外邪未净，为疏方，用生杭芍二两，炙甘草一两半，煎汤一大碗徐徐温饮下，尽剂而愈。夫《本经》谓芍药益气，元素谓其止泻利，即此案观之洵不误也。然必以炙草辅之，其功效乃益显。

按： 此证原宜用拙拟滋阴清燥汤，原有芍药六钱，甘草三钱，又加生怀山药、滑石各一两，而当时其方犹未拟出，但投以芍药、甘草，幸亦随手奏效。二方之中，其甘草一生用一炙用者，因一则少用之以为辅佐品，借以调和药之性味，是以生用；一则多用之至两半，借其补益之力以止滑泻，是以炙用，且《伤寒论》原有芍药甘草汤为育阴之妙品，方中芍药、甘草各四两，其甘草亦系炙用也。

邻村黄龙井周宝和，年二十余，得温病，医者用药清解之，旬日其热不退。诊其脉左大于右者一倍，按之且有力。夫寒温之热传入阳明，其脉皆右大于左，以阳明之脉在右也。即传入少阳厥阴，其脉亦右大于左，因既挟有外感实热，纵兼他经，仍以阳明为主也。此证独左大于右，乃温病之变证，遂投以小剂白虎汤（方中生石膏只用五钱），重加生杭芍两半，煎汤两茶杯顿饮之，须臾小便一次甚多，病若失。

邻村霍氏妇，周身漫肿，腹胀小便不利，医者治以五皮饮不效。其脉数而有力，心中常觉发热，知其阴分亏损，阳分又偏盛也。为疏方，用生杭芍两半，玄参、滑石、地肤子、甘草各三钱，煎服一剂即见效验，后即方略为加减，连服数剂痊愈。

奉天大关西陈某，年四十余，自正月中旬，觉心中发热懒食，延至暮春，其热益甚，常常腹疼，时或泄泻，其脉右部弦硬异常，按之甚实，舌苔微黄。知系外感伏邪，因春萌动，传入胃腑，久而化热，而肝木复乘时令之旺以侮克胃土，是以腹疼且泄泻也。其脉象不为洪实而现弦硬之象者，因胃土受侮，亦从肝木之化也。为疏方，用生杭芍、生怀山药、滑石、玄参各一两，甘草、连翘各三钱，煎服一剂，热与腹疼皆愈强半，可以进食，自服药后大便犹下两次。诊其脉象已近和平，遂将方中芍药、滑石、玄参各减半，又服一剂痊愈。

奉天宪兵营陈连长夫人，年二十余，于季春得温病，四五日间延为诊治。其证表里俱热，脉象左右皆洪实，腹中时时切疼，大便日下两三次，舌苔厚而微黄，知外感邪热已入阳明之腑，而肝胆乘时令木气之旺，又挟实热以侮克中土，故腹疼而又大便勤也。亦投以前方，加鲜茅根三钱，一剂腹疼便泻即止，又服一剂痊愈。

观此二案，《伤寒论》诸方，腹痛皆加芍药，不待疏解而自明也。至于茅根入药必须鲜者方效，若无鲜者可不用。

一妇人年三十许，因阴虚小便不利，积成水肿甚剧，大便亦旬日不通。一老医投以八正散不效，友人高夷清为出方，用生白芍六两，煎汤两大碗，再用生阿胶二两融化其中，俾病人尽量饮之，老医甚为骇疑，夷清力主服之，尽剂而二便皆通，肿亦顿消。后老医与愚睹面为述其事，且问此等药何以能治此等病？答曰：此必阴虚不能化阳，以致二便闭塞，白芍善利小便，阿胶能滑大便，二药并用又大能滋补真阴，使阴分充足以化其下焦偏盛之阳，则二便自能利也。

长子荫潮，治一水肿证，其人年六旬，二便皆不通利，心中满闷，时或烦躁，知其阴虚积有内热，又兼气分不舒也。投以生白芍三两，橘红、柴胡各三钱，一剂二便皆通。继服滋阴理气少加利小便之药痊愈。

川芎解

川芎味辛，微苦，微甘，气香窜，性温。温窜相并，其力上升、下降、外达、内透无所不至。故诸家本草，多谓其能走泄真气，然无论何药，皆有益有弊，亦视用之何如耳。其特长在能引人身清轻之气上至于脑，治脑为风袭头疼，脑为浮热上冲头疼，脑部充血头疼。其温窜之力，又能通活气血，治周身拘挛，女子月闭无子。虽系走窜之品，为其味微甘且含有津液，用之佐使得宜，亦能生血。

或问：川芎治脑为风袭头疼，以其有表散之力也，治浮热上冲头疼，因其能引凉药之力至脑以清热也，二证用川芎宜矣，至脑部充血头疼而治以川芎，不益引血上行乎？岂为其微苦而有降血下行之力乎？答曰：此理之精微可即化学明之，天地间诸气相并，惟氢气居最上一层，观氢气球在空气之中能自上升是也。人之脑中原多氢气，有时氢气缺乏，诸重浊之气即可乘脑部之空虚而上干，而上行养脑之血，或即因之而逾其常度，此脑充血之所由来也。川芎能引脏腑之氢气上达脑部，自能排挤重浊之气下降，而脑部之充血亦即可因之下降，犹无论何气，在氢

气中自下沉也，此其所以治脑部充血头疼也。然愚治脑部充血头疼，另有妙方，不必重用川芎也。牛膝条下附载治愈之案，可参观。

四物汤中用川芎，所以行地黄之滞也，所以治清阳下陷时作寒热也。若其人阴虚火升，头上时汗出者，川芎即不宜用。

【附案】友人郭省三夫人，产后头疼，或与一方当归、川芎各一两煎服即愈。此盖产后血虚兼受风也。愚生平用川芎治头疼不过二三钱。

曾治一人年三十余，头疼数年，服药或愈，仍然反复，其脉弦而有力，左关尤甚，知其肝血亏损肝火炽盛也。投以熟地、柏实各一两，生龙骨、生牡蛎、龙胆草、生杭芍、枸杞各四钱，甘草、川芎各二钱，一剂疼止，又服数剂永不反复。又治一人，因脑为风袭头疼，用川芎、菊花各三钱，煎汤服之立愈。

大黄解

大黄味苦，气香，性凉，能入血分，破一切瘀血。为其气香故兼入气分，少用之亦能调气，治气郁作疼。其力沉而不浮，以攻决为用，下一切癥瘕积聚。能开心下热痰以愈疯狂，降肠胃热实以通燥结，其香窜透窍之力又兼利小便（大黄之色服后入小便，其利小便可知）。性虽趋下而又善清在上之热，故目疼齿疼，用之皆为要药。又善解疮疡热毒，以治疔毒尤为特效之药（疔毒甚剧，他药不效者，当重用大黄以通其大便自愈）。其性能降胃热，并能引胃气下行，故善止吐衄，仲景治吐血衄血有泻心汤，大黄与黄连、黄芩并用。《本经》谓其能推陈致新，因有黄良之名。仲景治血痹虚劳，有大黄䗪虫丸，有百劳丸，方中皆用大黄，是真能深悟推陈致新之旨者也。

按：《金匮》泻心汤，诚为治吐血衄血良方，惟脉象有实热者宜之。若脉象微似有热者，愚恒用大黄三钱，煎汤送服赤石脂细末四五钱。若脉象分毫无热，且心中不觉热者，愚恒用大黄细末、肉桂细末各六七分，用开水送服即愈。

凡气味俱厚之药，皆忌久煎，而大黄尤甚，且其质经水泡即软，煎一两沸药力皆出，与他药同煎宜后入，若单用之开水浸服即可，若轧作散服之，一钱之力可抵煎汤者四钱。

大黄之力虽猛，然有病则病当之，恒有多用不妨者。是以治癫狂其脉实者，可用至二两，治疔毒之毒热甚盛者，亦可用至两许。盖用药以胜病为准，不如此则不能胜病，不得不放胆多用也。

愚在籍时，曾至邻县海丰治病，其地有程子河为黄河入海故道，海中之船恒泊其处。其地有杨氏少妇，得奇疾，赤身卧帐中，其背肿热，若有一缕着身，即觉热不能忍，百药无效。后有乘船自南来赴北闱乡试者，精通医术，延为诊视。言系阳毒，俾用大黄十斤，煎汤十

·77·

碗，放量饮之，数日饮尽，竟霍然痊愈。为其事至奇，故附记之。

受业高崇勋按：大黄为治疗毒特效药，见五期七卷论治疗宜重用大黄，其方业经同学遵用，取效颇捷。

朴硝、硝石解

朴硝味咸，微苦，性寒，禀天地寒水之气以结晶，水能胜火，寒能胜热，为心火炽盛有实热者之要药。疗心热生痰，精神迷乱，五心潮热，烦躁不眠。且咸能软坚，其性又善消，故能通大便燥结，化一切瘀滞。咸入血分，故又善消瘀血，治妊妇胎殇未下。外用化水点眼，或煎汤熏洗，能明目消翳，愈目疾红肿。《本经》谓炼服可以养生，所谓炼者，如法制为玄明粉，则其性尤良也。然今时之玄明粉，鲜有如法炼制者，凡药房中所鬻之玄明粉，多系风化朴硝，其性与朴硝无异。

【附案】一少年女子，得疯疾癫狂甚剧，屡次用药皆未能灌下。后为设方，单用朴硝当盐，加于菜蔬中服之，病人不知，月余痊愈。因将其方载于《衷中参西录》。后法库门生万泽东治一少女疯狂，强灌以药，竟将药碗咬破，仍未灌下。泽东素阅《衷中参西录》，知此方，遂用朴硝和鲜莱菔作汤，令病人食之，数日痊愈。

奉天清文局科员刘敷陈，年四十余，得结证，饮食行至下脘，复转而吐出，无论服何药亦如兹，且其处时时切疼，上下不通者已旬日矣。俾用朴硝六两，与鲜莱菔片同煮，至莱菔烂熟捞出，又添生片再煮，换至六七次，约用莱菔七八斤，将朴硝咸味借莱菔提之将尽，余浓汁四茶杯，每次温饮一杯，两点钟一次，饮至三次其结已开，大便通下。其女公子时患痢疾，俾饮其余，痢疾亦愈。

奉天财政厅科长于允恭夫人，年近五旬，因心热生

· 78 ·

痰，痰火瘀滞，烦躁不眠，五心潮热，其脉象洪实。遂用朴硝和炒熟麦面炼蜜为丸，三钱重，每丸中约有朴硝一钱，早晚各服一丸，半月痊愈。盖人多思虑则心热气结，其津液亦恒随气结于心下，经心火灼炼而为热痰。朴硝咸且寒，原为心经对宫之药，其咸也属水，力能胜火，而又寒能胜热，且其性善消，又能开结，故以治心热有痰者最宜。至于必同麦面为丸者，以麦为心谷，心脏有病以朴硝泻之，即以麦面补之，补破相济为用，则药性归于和平，而后可久服也。

硝石即焰硝，俗名火硝。味辛微咸，性与朴硝相近，其寒凉之力逊于朴硝，而消化之力胜于朴硝，若与皂矾同用，善治内伤黄疸，消胆中结石、膀胱中结石（即石淋）及钩虫病（钩虫及胆石病，皆能令人成黄疸），处方编中有审定《金匮》硝石矾石散方，可参观。

厚朴解

厚朴味苦辛，性温，治胃气上逆，恶心呕哕，胃气郁结胀满疼痛，为温中下气之要药。为其性温味又兼辛，其力不但下行，又能上升外达，故《本经》谓其主中风伤寒头痛，《金匮》厚朴麻黄汤，用治咳而脉浮。与橘、夏并用，善除湿满；与姜、术并用，善开寒痰凝结；与硝、黄并用，善通大便燥结；与乌药并用，善治小便因寒白浊。味之辛者属金，又能入肺以治外感咳逆；且金能制木，又能入肝、平肝木之横恣以愈胁下㽲疼；其色紫而含有油质，故兼入血分，甄权谓其破宿血，古方治月闭亦有单用之者。诸家多谓其误服能脱元气，独叶香岩谓"多用则破气，少用则通阳"，诚为确当之论。

【附案】一少妇因服寒凉开胃之药太过，致胃阳伤损，饮食不化，寒痰瘀于上焦，常常短气，治以苓桂术甘汤加干姜四钱、厚朴二钱，嘱其服后若不觉温暖，可徐徐将干姜加重。后数月见其家人，言干姜加至一两二钱，厚朴加至八钱，病始脱然。问何以并将厚朴加重？谓初但将干姜加重则服之觉闷，后将厚朴渐加重至八钱始服之不觉闷，而寒痰亦从此开豁矣。

由是观之，元素谓：寒胀之病，于大热药中兼用厚朴，为结者散之之神药，诚不误也。

愚二十余岁时，于仲秋之月，每至申酉时腹中作胀，后于将作胀时，但嚼服厚朴六七分许，如此两日，胀遂不作。盖以秋金收令太过，致腹中气化不舒，申酉又是金时，是以至其时作胀耳。服厚朴辛以散之，温以通之，且能升降其气化是以愈耳。

愚治冲气上冲，并挟痰涎上逆之证，皆重用龙骨、牡蛎、半夏、赭石诸药以降之、镇之、敛之，而必少用厚朴以宣通之，则冲气痰涎下降，而中气仍然升降自若无滞碍。

麻黄解

麻黄味微苦，性温，为发汗之主药。于全身之脏腑经络，莫不透达，而又以逐发太阳风寒为其主治之大纲。故《本经》谓其主中风伤寒头痛诸证，又谓其主咳逆上气者，以其善搜肺风兼能泻肺定喘也。谓其破癥瘕积聚者，以其能透出皮肤毛孔之外，又能探入积痰凝血之中，而消坚化瘀之药可偕之以奏效也。且其性善利小便，不但走太阳之经，兼能入太阳之腑，更能由太阳而及于少阴（是以伤寒少阴病用之），并能治疮疽白硬，阴毒结而不消。

太阳为周身之外廓，外廓者皮毛也，肺亦主之。风寒袭人，不但入太阳，必兼入手太阴肺经，恒有咳嗽微喘之证。麻黄兼入手太阴为逐寒搜风之要药，是以能发太阳之汗者，不仅麻黄，而《伤寒论》治太阳伤寒无汗，独用麻黄汤者，治足经而兼顾手经也。

凡利小便之药，其中空者多兼能发汗，木通、萹蓄之类是也。发汗之药，其中空者多兼能利小便，麻黄、柴胡之类是也。伤寒太阳经病，恒兼入太阳之腑（膀胱），致留连多日不解，麻黄治在经之邪，而在腑之邪亦兼能治之。盖在经之邪由汗而解，而在腑之邪亦可由小便而解，彼后世自作聪明，恒用他药以代麻黄者，于此义盖未之审也。

受风水肿之证，《金匮》治以越婢汤，其方以麻黄为主，取其能祛风兼能利小便也。愚平素临证用其方服药后果能得汗，其小便即顿能利下，而肿亦遂消。特是，其方因麻黄与石膏并用，石膏之力原足以监制麻黄，恒有服之不得汗者，今变通其方，于服越婢汤之前，先用白糖水送服西药阿斯必林一瓦半，必能出汗，趁其正出汗时，将越婢汤服下，其汗出必益多，小便亦遂通下。

东人三浦博士，用麻黄十瓦，煎成水一百瓦，为一日之量，分三次服下，治慢性肾炎小便不利及肾脏萎缩小便不利，用之有效有不效，以其证之凉热虚实不同，不知用他药佐之以尽麻黄之长也。试观《金匮》水气门越婢汤，麻黄辅以石膏，因其脉浮有热也（脉浮故紫有风头亦有热），麻黄附子汤辅以附子，因其脉沉而寒也。通变化裁，息息与病机相符，是真善用麻黄者矣。

邹润安曰：麻黄之实，中黑外赤，其茎宛似脉络骨节，中央赤外黄白（节上微有白皮），实者先天，茎者后天，先天者物之性，其义为由肾及心；后天者物之用，其义为由心及脾胃，由肾及心，所谓肾主五液入心为汗也，由心及脾胃，所以分布心阳，外至骨节肌肉皮毛，使其间留滞无不倾囊出也。故栽此物之地，冬不积雪，为其能伸阳气于至阴之中，不为盛寒所遏耳。

古方中有麻黄，皆先将麻黄煮数沸吹去浮沫，然后纳他药，盖以其所浮之沫发性过烈，去之所以使其性归和平也。

麻黄带节发汗之力稍弱，去节则发汗之力较强，今时用者大抵皆不去节，至其根则纯系止汗之品，本是一物，而其根茎之性若是迥殊，非经细心实验，何以知之。

陆九芝谓：麻黄用数分，即可发汗，此以治南方之人则可，非所论于北方也。盖南方气暖，其人肌肤薄弱，汗最易出，故南方有麻黄不过钱之语；北方若至塞外，气候寒冷，其人之肌肤强厚，若更为出外劳碌，不避风霜之人，又当严寒之候，恒用七八钱始能汗者。夫用药之道，贵因时、因地、因人，活泼斟酌以胜病为主，不可拘于成见也。

柴胡解

柴胡味微苦，性平，禀少阳生发之气。其气于时为春，于五行为木，故柴胡为足少阳主药，而兼治足厥阴。肝气不舒畅者，此能舒之；胆火甚炽盛者，此能散之；至外感在少阳者，又能助其枢转以透膈升出之，故《本经》谓其主寒热，寒热者少阳外感之邪也。又谓其主心腹肠胃中结气，饮食积聚，诚以五行之理，木能疏土，为柴胡善达少阳之木

气，则少阳之气自能疏通胃土之郁，而其结气饮食积聚自消化也。

《本经》柴胡主寒热，山茱萸亦主寒热。柴胡所主之寒热，为少阳外感之邪，若伤寒疟疾是也，故宜用柴胡和解之；山萸肉所主之寒热，为厥阴内伤之寒热，若肝脏虚极忽寒忽热，汗出欲脱是也，故宜用山萸肉补敛之。二证之寒热虽同，而其病因判若天渊，临证者当细审之，用药慎勿误投也。

忆甲戌年，有王凤卜者，德州人，作商津门，病寒热，医者不知其为肝虚之寒热也，以为少阳伤寒，以柴胡、枳实等药投之。服后约半小时，忽全身颤抖不止，怔忡烦乱。急延余治，余持其脉，则手振颤不能循按。问：何以遽尔致此？曰：因服药使然。索方视之，曰：此必其肝阴素虚者也。更用柴胡、枳实劫肝散气，祸不旋踵矣。因忆寿师之言，乃急取生杭萸肉一两，煎汤送服朱砂细末五分而安。用柴胡者，不可不注意也。

受业张方舆谨注

柴胡非发汗之药，而多用之亦能出汗。小柴胡汤多用之

至八两，按今时分量计之，且三分之（古方一煎三服，故可三分），一剂可得八钱。小柴胡汤中如此多用柴胡者，欲借柴胡之力升提少阳之邪以透膈上出也。然多用之又恐其旁行发汗，则上升之力不专，小柴胡汤之去渣重煎，所以减其发汗之力也。

或疑小柴胡汤既非发汗之药，何以《伤寒论》百四十九节服柴胡汤后有汗出而解之语？不知此节文义，原为误下之后服小柴胡汤者说法。夫小柴胡汤，系和解之剂，原非发汗之剂，特以误下之后，胁下所聚外感之邪，兼散漫于手少阳三焦，因少阳为游部，手、足少阳原相贯彻也。此时仍投以小柴胡和解之，则邪之散漫于三焦者，遂可由手少阳外达之经络作汗而解，而其留于胁下者，亦与之同气相求，借径于手少阳而汗解，故于发热汗出上，特加一"却"字，言非发其汗而却由汗解也。然足少阳之由汗解原非正路，乃其服小柴胡汤后，胁下之邪欲上升透膈，因下后气虚不能助之透

过，而其邪之散漫于手少阳者，且又以同类相招，遂于蓄极之时而开旁通之路，此际几有正气不能胜邪气之势，故必先蒸蒸而振，大有邪正相争之象，而后发热汗出而解，此即所谓战而后汗也。观下后服柴胡汤者，其出汗若是之难，则足少阳之病由汗解，原非正路益可知也。是以愚生平临证，于壮实之人用小柴胡汤时，恒减去人参，而于经医误下之后者，若用小柴胡汤必用人参以助其战胜之力。

用柴胡以治少阳外感之邪，不必其寒热往来也。但知其人纯系外感，而有恶心欲吐之现象，是即病在少阳，欲借少阳枢转之机透膈上达也。治以小柴胡可随手奏效，此病机欲上者因而越之也。又有其人不见寒热往来，亦并不喜呕，惟频频多吐黏涎，斯亦可断为少阳病，而与以小柴胡汤。盖少阳之去路为太阴湿土，因包脾之脂膜原与板油相近，而板油亦脂膜，又有同类相招之义，此少阳欲传太阴，而太阴湿土之气经少阳之火铄炼，遂

凝为黏涎频频吐出，投以小柴胡汤，可断其入太阴之路，俾由少阳而解矣。又：柴胡为疟疾之主药，而小心过甚者，谓其人若或阴虚燥热，可以青蒿代之。不知疟邪伏于胁下两板油中，乃足少阳经之大都会，柴胡能入其中，升提疟邪透膈上出，而青蒿无斯力也。若遇阴虚者，或热入于血分者，不妨多用滋阴凉血之药佐之；若遇燥热者，或热盛于气分者，不妨多用润燥清火之药佐之。是以愚治疟疾有重用生地、熟地治愈者，有重用生石膏、知母治愈者，其气分虚者，又有重用参、芪治愈者，然方中无不用柴胡也。

【附案】一人年过四旬，胁下掀疼，大便七八日未行，医者投以大承气汤，大便未通而胁下之疼转甚。其脉弦而有力，知系肝气胆火恣盛也，投以拙拟金铃泻肝汤（方载三期四卷，系川楝子五钱，乳香、没药各四钱，三棱、莪术各三钱，甘草一钱）加柴胡、龙胆草各四钱，服

后须臾大便通下，胁疼顿愈。审是则《本经》谓柴胡主肠胃中饮食积聚，推陈致新者，诚非虚语也。

且不但能通大便也，方书通小便亦多有用之者，愚试之亦颇效验。盖小便之下通，必由手少阳三焦，三焦之气化能升而后能降，柴胡不但升足少阳实兼能升手少阳也。

桂枝解

桂枝味辛微甘，性温，力善宣通，能升大气（即胸之宗气），降逆气（如冲气肝气上冲之类），散邪气（如外感风寒之类）。仲景苓桂术甘汤用之治短气，是取其能升也；桂枝加桂汤用之治奔豚，是取其能降也；麻黄、桂枝、大小青龙诸汤用之治外感，是取其能散也。而《本经》论牡桂（即桂枝），开端先言其主咳逆上气，似又以能降逆气为桂枝之特长，诸家本草鲜有言其能降逆气者，是用桂枝而弃其所长也。又小青龙汤原桂枝、麻黄并用，至喘者去麻黄加杏仁

而不去桂枝，诚以《本经》原谓桂枝主吐吸，吐吸即喘也，去桂枝则不能定喘矣。乃医者皆知麻黄泻肺定喘，而鲜知桂枝降气定喘，是不读《本经》之过也。其花开于中秋，是桂之性原得金气而旺，且又味辛属金，故善抑肝木之盛使不横恣。而桂之枝形如鹿角（树形分鹿角、蟹爪两种），直上无曲，故又善理肝木之郁使之条达也。为其味甘，故又善和脾胃，能使脾气之陷者上升，胃气之逆者下降，脾胃调和则留饮自除，积食自化。其宣通之力，又能导引三焦下通膀胱以利小便（小便因热不利者禁用，然亦有用凉药利小便而少加之作向导者），惟上焦有热及恒患血证者忌用。

桂枝非发汗之品，亦非止汗之品，其宣通表散之力，旋转于表里之间，能和营卫，暖肌肉，活血脉，俾风寒自解，麻痹自开，因其味辛而且甘，辛者能散，甘者能补，其功用在于半散半补之间也。故服桂枝汤欲得汗者，必啜热粥，其不能发汗可知；若阳强阴虚者，误服之则汗即脱出，其不能止汗可知。

按：《伤寒论》用桂枝，皆注明去皮，非去枝上之皮也。古人用桂枝，惟取当年新生嫩枝，折视之内外如一，皮骨不分，若见有皮骨可以辨者去之不用，故曰去皮，陈修园之侄鸣岐曾详论之。

【附案】一妇人，年二十余，因与其夫反目，怒吞鸦片。已经救愈，忽发喘逆，迫促异常。须臾又呼吸顿停，气息全无，约十余呼吸之顷，手足乱动，似有蓄极之势，而喘复如故。若是循环不已，势近垂危，延医数人，皆不知为何病。后愚诊视，其脉左关弦硬，右寸无力，精思良久，恍然悟曰：此必怒激肝胆之火挟下焦冲气上冲胃气。夫胃气本下行者，因肝胆之火冲之，转而上逆，并迫肺气亦上逆，此喘逆迫促所由来也。逆气上干填塞胸膈，排挤胸中大气使之下陷。夫肺悬胸中，以大气为其阖辟之原动力，须臾胸中无大气，即须臾不能呼吸，此呼吸顿停所由来也。迨大气蓄极而通，仍上达胸中鼓动肺脏使得呼吸，逆气遂仍得施其击撞，此又病势之所以循环也。欲治此证，非一药而兼能升陷降逆不为功，遂单用桂枝尖四钱❶，煎汤饮下，须臾气息调和如常。

徐灵胎谓：受风有热者，误用桂枝则吐血，是诚确当之论。

忆曾治一媪，年六旬，春初感冒风寒，投以发表之剂，中有桂枝数钱，服后即愈。其家人为其方灵，贴之壁上。至孟夏，复受感冒，自用其方取药服之，遂致吐血，经医治疗始愈。盖前所受者寒风，后所受者热风，故一则宜用桂枝，一则忌用桂枝，彼用桂枝汤以治温病者可不戒哉！特是，徐氏既知桂枝误用可致吐血，而其《洄溪医案》中载，治一妇人外感痰喘证，其人素有血证，时发时止，发则微嗽（据此数语断之，其血证当为咳血），因痰喘甚剧，病急治标，投以小青龙汤而愈。

按：用小青龙汤治外感痰喘，定例原去麻黄加杏仁，而此证则当去桂枝留麻黄，且仿《金匮》用小青龙汤之法，再加生石膏方为稳安。盖麻黄、桂枝皆能定喘，而桂枝动血分，麻黄不动血分，是以宜去桂枝留麻黄，再借石膏凉镇之力以预防血分之妄动，乃为万全之策，而当日徐氏用此方，未言加减，岂略而未言乎？抑用其原方乎？若用其原方，病虽治愈，亦几等孤注之一掷矣。

三七解

三七味苦微甘，性平（诸家多言性温，然单服其末数钱，未有觉温者），善化瘀血，又善止血妄行，为吐衄要药。病愈后不至瘀血留于经络证变

---

❶ 四钱：前三期合编第二卷参赭镇气汤下案作"三钱"。

虚劳（凡用药强止其血者，恒至血瘀经络成血痹虚劳）。兼治二便下血，女子血崩，痢疾下血鲜红（宜与鸦胆子并用）久不愈，肠中腐烂，浸成溃疡，所下之痢色紫腥臭，杂以脂膜，此乃肠烂欲穿（三七能化腐生新，是以治之）。为其善化瘀血，故又善治女子癥瘕，月事不通，化瘀血而不伤新血，允为理血妙品。外用善治金疮，以其末敷伤口，立能血止疼愈。若跌打损伤，内连脏腑经络作疼痛者，外敷、内服奏效尤捷。疮疡初起肿疼者，敷之可消（当与大黄末等分，醋调敷）。至《本草备要》所谓，近出一种叶似菊艾而劲厚有歧尖，茎有赤棱，夏秋开花，花蕊如金丝，盘纽可爱，而气不香，根小如牛蒡，味甘，极易繁衍，云是三七，治金疮折伤血病甚效者，是刘寄奴非三七也。

【附案】

本邑留坛庄高姓童子，年十四五岁，吐血甚剧，医治旬日无效，势甚危急。仓猝遣人询方，俾单用三七末一两，分三次服下，当日服完其血立止。

本庄黄氏妇，年过四旬，因行经下血不止，彼时愚甫弱冠，为近在比邻，延为诊视，投以寻常治血崩之药不效，病势浸至垂危。后延邻村宿医高鲁轩，投以《傅青主女科》中治老妇血崩方，一剂而愈。其方系黄芪、当归各一两，桑叶十四片，煎汤送服三七细末三钱。后愚用此方治少年女子血崩亦效，惟心中觉热，或脉象有热者，宜加生地黄一两。

奉天大东关王姓少年，素患吐血，经医调治已两月不吐矣。而心中发闷，发热，时觉疼痛，廉于饮食，知系吐血时医者用药强止其血，致留瘀血为恙也。为疏方，用滋阴养血健胃利气之品，煎汤送服三七细末二钱，至二煎仍送服二钱，四剂后又复吐血，色多黑紫，然吐后则闷热疼痛皆减。知为吉兆，仍与前方，数剂后又吐血一次，其病从此竟愈，此足征三七化瘀之功也。

按： 三七之性，既善化血，又善止血，人多疑之，然有确实可征之处。如破伤流血者，用三七末擦之则其血立止，是能止血也；其破处已流出之血，着三七皆化为黄水，是能化血。

受业高崇勋按：三七另有精义，发挥见五期二卷（三七有殊异之功能），可参观。

滑石解

滑石色白味淡，质滑而软，性凉而散。《本经》谓其主身热者，以其微有解肌之力也；谓其主癃闭者，以其饶有淡渗之力也；且滑者善通窍络，故又主女子乳难；滑而能散，故又主胃中积聚；因热小便不利者，滑石最为要药。若寒温外感诸证，上焦燥热，下焦滑泻无度，最为危险之候，可用滑石与生山药各两许，煎汤服之，则上能清热，下能止泻，莫不随手奏效（有案附载于山药条下可参观）。

又外感大热已退而阴亏脉数不能自复者，可于大滋真阴药中（若熟地黄、生山药、枸杞之类）少加滑石，则外感余热不至为滋补之药逗留，仍可从小便泻出，则其病必易愈。若与甘草为末（滑石六钱，甘草一钱，名六一散，亦名天水散）服之，善治受暑及热痢；若与赭石为末服之，善治因热吐血、衄血；若其人蕴有湿热，周身漫肿，心腹膨胀，小便不利者，可用滑石与土狗研为散服之，小便通利肿胀自消；至内伤阴虚作热，宜用六味地黄汤以滋阴者，亦可少加滑石以代苓、泽，则退热较速。盖滑石虽为石类，而其质甚软，无论汤剂丸散，皆与脾胃相宜，故可加于六味汤中以代苓、泽。其渗湿之力，原可如苓、泽行熟地之滞泥，而其性凉于苓、泽，故又善佐滋阴之品以退热也。

天水散为河间治暑之圣药，最宜于南方暑证。因南方暑多挟湿，滑石能清热兼能利湿，又少加甘草以和中补气（暑能伤气），是以用之最宜。

若北方暑证，不必兼湿，甚或有兼燥，再当变通其方，滑石、生石膏各半，与甘草配制，方为适宜。

牛膝解

牛膝味甘微酸，性微温，原为补益之品，而善引气血下注，是以用药欲其下行者，恒以之为引经。故善治肾虚腰疼、腿疼，或膝疼不能屈伸，或腿痿不能任地，兼治女子月闭血枯，催生下胎。又善治淋疼，通利小便，此皆其力善下行之效也。然《别录》又谓其除脑中痛，时珍又谓其治口疮齿痛者何也？盖此等证，皆因其气血随火热上升所致，重用牛膝引其气血下行，并能引其浮越之火下行，是以能愈也。愚因悟得此理，用以治脑充血证，伍以赭石、龙骨、牡蛎诸重坠收敛之品，莫不随手奏效，治愈者不胜计矣。为其性专下注，凡下焦气化不固，一切滑脱诸证皆忌之。此药怀产者佳，川产者有紫、白两种色，紫者佳。

【附案】在辽宁时，曾治一女子师范女教员，月信期年未见，方中重用牛膝一两，后复来诊，言服药三剂月信犹未见，然从前曾有脑中作疼病，今服此药脑中清爽异常，分毫不觉疼矣。愚闻此言，乃知其脑中所以作疼者，血之上升者多也。今因服药而不疼，想其血已随牛膝之引而下行，遂于方中加䗪虫五枚，连服数剂，月信果通。

友人袁霖普君，素知医，时当季春，牙疼久不愈，屡次服药无效。其脉两寸甚实，俾用怀牛膝、生赭石各一两，煎服后，疼愈强半，又为加生地黄一两，又服两剂，遂霍然痊愈。

远志解

远志味酸微辛，性平，其酸也能阖，其辛也能辟，故其性善理肺，能使肺叶之阖辟纯任自然，而肺中之呼吸于以调，痰涎于以化，即咳嗽于以止矣。若以甘草辅之，诚为养肺要药。至其酸敛之力，入肝能敛戢肝火，入肾能固涩滑脱，入胃又能助生酸汁，使人多进饮食，和平纯粹之品，夫固无所不宜也。若用水煎取浓汁，去渣重煎，令其汁浓若薄糊，以敷肿疼疮疡及乳痈甚效，若恐其日久发酵，每一两可加硼砂二钱溶化其中。愚初次细嚼远志尝之，觉其味酸而实兼有矾味，西人谓其含有林檎酸，而林檎酸中固无矾也。后乃因用此药，若末服至二钱可作呕吐，乃知其中确含有矾味，因悟矾能利痰，其所以能利痰者，亦以其含有矾味也。矾能解毒，《纲目》谓其解天雄、附子、乌头毒，且并能除疮疡肿疼者，亦以其兼有矾味也。是以愚用此药入汤剂时，未尝过二钱，恐多用之亦可作呕吐也。

龙胆草解

龙胆草味苦微酸，性寒，色黄属土，为胃家正药。其苦也，能降胃气、坚胃质；其酸也，能补益胃中酸汁、消化饮食。凡胃热气逆、胃汁短少、不能食者，服之可以开胃进食，西人浑以健胃药称之，似欠精细。为其微酸属木，故又能入胆肝、滋肝血、益胆汁、降肝胆之热使不上炎，举凡目疾、吐血、衄血、二便下血、惊痫、眩晕、因肝胆有热而致病者，皆能愈之。其泻肝胆实热之力，数倍于芍药，而以敛戢肝胆虚热，固不如芍药也。

半夏解

半夏味辛，性温，有毒，凡味辛之至者，皆禀秋金收降之性，故力能下达，为降胃安冲之主药。为其能降胃安冲，所以能止呕吐，能引肺中胃中湿痰下行，纳气定喘。能治胃气厥逆，吐血衄血（《内经》谓阳明厥逆衄呕血，阳明厥逆，即胃气厥逆也）。惟药房因其有毒，皆用白矾水煮之，相制太过，毫无辛味，转多矾味，令人呕吐，即药房所鬻之清半夏中亦有矾，以之利湿痰犹可，若以止呕吐及吐血衄血，殊为非宜。愚治此等证，必用微温之水淘洗数次，然后用之，然屡次淘之则力减，故须将分量加重也。

【附案】愚因药房半夏制皆失宜，每于仲春季秋之时，用生半夏数斤，浸以热汤，日换一次，至旬日，将半夏剖为两瓣，再入锅中，多添凉水煮一沸，速连汤取出，盛盆中，候水凉，净晒干备用。偶有邻村王姓童子，年十二三岁，忽晨起半身不能动转，其家贫无钱购药，赠以自制半夏，俾为末每服钱半，用生姜煎汤送下，日两次，约服二十余日，其病竟愈。盖以自制半夏辛味犹存，不但能利痰，实有开风寒湿痹之力也。

东洋野津猛男曰：英国军医官阿来甫屡屡吐，绝食者久矣。其弟与美医宁马氏协力治疗之，呕吐卒不止，乞诊于余，当时已认患者为不起之人，但求余一决其死生而已。宁马氏等遂将患者之症状及治疗之经过，一一告余。余遂向两氏曰：余有一策，试姑行之。遂辞归检查汉法医书，制小半夏加茯苓汤，贮瓶令其服用，一二服后奇效忽显，数日竟回复原有之康健。至今半夏浸剂，遂为一种之镇呕剂，先行于医科大学，次及于各病院与医家。

按：此证若用大半夏汤加赭石尤效，因吐久则伤津伤气，方中人参能生津补气，加赭石以助之，力又专于下行也。若有热者，可再加天冬佐之，若无自制半夏，可用药房清半夏两许，淘净矾味入煎。

瓜蒌解

瓜蒌味甘，性凉。能开胸间及胃口热痰，故仲景治结胸有小陷胸汤，瓜蒌与连、夏并用；治胸痹有瓜蒌薤白等方，瓜蒌与薤、酒、桂、朴诸药并用；若与山甲同用，善治乳痈（瓜蒌两个，山甲二钱煎服）；若与赭石同用，善止吐衄（瓜蒌能降胃气胃火故治吐衄）；若但用其皮，最能清肺敛肺，宁嗽、定喘（须用新鲜者方效）；若但用其瓤（用温水将瓤泡开，拣出仁，余煎一沸，连渣服之），最善滋阴润燥，滑痰生津；若但用其仁（须用新炒熟者，捣碎煎服），其开胸降胃之力较大，且善通小便。

【附案】邻村高鲁轩，邑之宿医也。甲午仲夏，忽来相访，言第三子年十三岁，于数日之间，痰涎郁于胸中，烦闷异常，剧时气不上达，呼吸即停，目翻身挺，有危在顷刻之状。连次用药，分毫无效，敢乞往为诊视，施以良方。时愚有急务未办，欲迟数点钟再去，彼谓此病已至极点，若稍迟延恐无及矣。于是遂与急往诊视，其脉关前浮滑，舌苔色白，肌肤有热，知其为温病结胸，其家自设有药房，俾用瓜蒌仁四两，炒熟（新炒者其气香而能通）捣碎，煎汤两茶盅，分两次温饮下，其病顿愈。隔数日，其邻高姓童子，是愚表侄，亦得斯证，俾用新炒蒌仁三两，苏子五钱，煎服，亦一剂而愈。

盖伤寒下早成结胸，温病未经下亦可成结胸，有谓瓜蒌力弱，故小陷胸汤中必须伍以黄连、半夏始能建功者，不知瓜蒌力虽稍弱，重用之则转弱为强，是以重用至四两，即能随手奏效，挽回人命于顷刻也。

天花粉解

天花粉，栝楼根也，色白而亮者佳，味苦微酸，性凉而润，清火生津，为止渴要药（《伤寒论》小柴胡汤，渴者去半夏加栝楼根，古方书治消渴亦多用之）。为其能生津止渴，故能润肺，化肺中燥痰，宁肺止嗽，治肺病结核。又善通行经络，解一切疮家热毒，疔痈初起者，与连翘、山甲并用即消，疮疡已溃者，与黄芪、甘草（皆须用生者）并用，更能生肌排脓，即溃烂至深旁串他处，不能敷药者，亦可自内生长肌肉，徐徐将脓排出（有案附载黄芪条下可参观）。大凡藤蔓之根，皆能通行经络，而花粉又性凉解毒，是以有种种功效也。

干姜解

干姜味辛，性热，为补助上焦、中焦阳分之要药。为其味至辛，且具有宣通之力，与厚朴同用，治寒饮杜塞胃脘，饮食不化；与桂枝同用，治寒饮积于胸中，呼吸短气；与黄芪同用，治寒饮渍于肺中，肺痿咳嗽；与五味子同用，治感寒肺气不降，喘逆迫促；与赭石同用，治因寒胃气不降，吐血衄血；与白术同用，治脾寒不能统血，二便下血，或脾胃虚寒，常作泄泻；与甘草同用，能调其辛辣之味，使不刺激，而其温补之力转能悠长。《本经》谓其逐风湿痹，指风湿痹之偏于寒者而言也，而《金匮》治热瘫痫，亦用干姜，风引汤中与石膏、寒水石并用者是也。此乃取其至辛之味，以开气血之凝滞也。有谓炮黑则性热，能助相火者，不知炮之则味苦，热力即减，且其气轻浮，转不能下达。观后所引陈氏释《本经》之文自明。

陈修园曰：干姜气温，禀厥阴风木之气，若温而不烈，则气归平和而属土矣。味辛得阳明燥金之味，若辛而不偏，则金能生水而转润矣，故干姜为脏寒之要药也。胸中者肺之分也，肺寒则金失下降之性，气壅于胸中而满也。满则气上，所以咳逆上气之证生焉。其主之者辛散温行也。中者土也，土虚则寒，而此能温之，止血者（多指下血而言，若吐血衄血亦间有因寒者，必与赭石同用方妥），以阳虚阴必走，得暖则血自归经也。出汗者，辛温能发散也，逐风湿痹者，治寒邪之留于筋骨也。治肠澼下利者，除寒邪之陷于肠胃也。以上诸主治，皆取其雄烈之用，如孟子所谓刚大浩然之气，塞乎天地之间也。生则辛味浑全，故又申言之曰，生者尤良。即《金匮》治肺痿用甘草干姜汤，自注炮用，以肺虚不能骤受过辛之味，炮之使辛味稍减，亦一时之权宜，非若后世炮黑炮炭，全失姜之本性也。

徐灵胎曰：凡味厚之药主守，气厚之药主散，干姜气味俱厚，故散而能守。夫散不全散，守不全守，则旋转于经络脏腑之间，驱寒除湿、和血通气所必然矣，故性虽猛峻，不妨服食。

【附案】愚在沧州贾官屯张寿田家治病，见有制丸药器具，问用此何为？答谓：舍妹日服礞石滚痰丸，恐药铺治不如法，故自制耳。愚曰：礞石滚痰丸，原非常服之药，何日日服之？寿田谓：舍妹素多痰饮，杜塞胃脘作胀满，一日不服滚痰丸，即不欲进食，今已服月余，亦无他变，想此药与其气质相宜耳。愚再三驳阻，彼终不以为然。后隔数月，迎愚往为诊治，言从前服滚痰丸饮食加多，继则饮食渐减，后则一日不服药即不能进食，今则服药亦不能进食，日仅一餐，惟服稀粥少许，且时觉热气上浮，耳鸣欲聋。脉象浮大，按之甚软，知其心肺阳虚，脾胃气弱，为服苦寒攻泻之药太过，故病证脉

象如斯也。拟治以理饮汤（方在三期三卷，系干姜五钱，于术四钱，桂枝尖、生杭芍、茯苓片、炙甘草各二钱，陈皮、厚朴各钱半）。寿田谓：从前医者用桂、附，即觉上焦烦躁不能容受。愚曰：桂、附原非正治心肺脾胃之药，况又些些用之，病重药轻，宜其不受，若拙拟理饮汤，与此证针芥相投，服之必效，若畏其药不敢轻服，单用干姜五钱试服亦可。于斯遂单将干姜五钱煎服，耳即不鸣，须臾觉胸次开通，可以进食。继投以理饮汤，服数剂后，心中转觉甚凉，遂将干姜改用一两，甘草、厚朴亦稍加多，连服二十余剂痊愈。

一妇人，年四十许。上焦满闷烦躁，思食凉物，而偶食之则满闷益甚。且又黎明泄泻，日久不愈，心腹浸形臌胀，脉象弦细而迟。知系寒饮结胸，阻塞气化。欲投以理饮汤，病家闻而迟疑，亦俾先煎干姜数钱服之，胸

中烦躁顿除。为其黎明泄泻，遂将理饮汤去厚朴、白芍，加生鸡内金钱半，补骨脂三钱，连服十余剂，诸病皆愈。

一妇人，年近五旬，常觉短气，饮食减少。屡延医服药，或投以宣通，或投以升散，或投以健补脾胃兼理气之品，皆分毫无效。浸至饮食日减，羸弱不起，奄奄一息，病家亦以为不治之证。后闻愚在邻村屡救危险之证，延为诊视。其脉弦细欲无，频吐稀涎，心中觉有物杜塞，气不上达，知为寒饮凝结。投以理饮汤，方中干姜改用七钱，连服三剂，胃口开通。又觉呼吸无力，遂于方中加生黄芪三钱，连服十余剂痊愈。

一妇人，年四十许。胸中常觉满闷发热，或旬日或浃辰之间，必大喘一两日。医者用清火理气之药，初服稍效，久服病转增剧。其脉沉细几不可见。病家问：系何病因？愚曰：此乃心肺阳虚，不能宣通脾胃，以致多生痰饮也。人之脾胃属土，若地舆然。心肺居临其上，正当太阳部位（膈上属太阳经，观《伤寒论》太阳篇自知），其阳气宣通敷布，若日丽中天，暖光下照。而胃中所纳水谷，实借其阳气宣通之力，以运化精微而生气血，传送渣滓而为二便。清升浊降，痰饮何由而生？惟心肺阳虚，不能如离照当空，脾胃即不能借其宣通之力以运化传送，于是饮食停滞胃口，若大雨之后阴雾连旬，遍地汙淖不能干渗而痰饮生矣。痰饮既生，日积月累，郁满上焦则作闷，渍满肺窍则作喘，阻遏心肺阳气不能四布则作热。或逼阳气外出则周身发热，迫阳气上浮则目眩耳聋。医者不知病源，犹用凉药清之，勿怪其久而增剧也。病家甚韪愚言，遂为开理饮汤方，服一剂，心中热去，数剂后转觉凉甚。遂去芍药，连服二十余剂，胸次豁然，喘不再发。

岁在壬寅，训蒙于邑北

境刘仁村庄，愚之外祖家也。有学生刘玉良者，年十三岁，一日之间衄血四次。诊其脉甚和平，询其心中不觉凉热。为衄血之证，热者居多，且以童子少阳之体，时又当夏令，遂略用清凉止血之品。衄益甚，脉象亦现微弱，知其胃气因寒不降，转迫血上溢而为衄也（《内经》谓阳明厥逆，衄呕血）。投以温降汤（方载三期二卷，系干姜、白术、清半夏各三钱，生怀山药六钱，生赭石细末四钱，生杭芍、生姜各二钱，厚朴钱半），一剂即愈。

又有他学校中学生，年十四岁，吐血数日不愈，其吐血之时，多由于咳嗽。诊其脉象迟濡，右关尤甚。疑其脾胃虚寒，不能运化饮食，询之果然。盖吐血之证多由于胃气不降，饮食不能运化，胃气即不能下降。咳嗽之证，多由于痰饮入肺。饮食迟于运化，又必多生痰饮，因痰饮而生咳嗽，因咳嗽而气之不降者更转而上逆，此吐血之所由来也。亦投以温降汤，一剂血止，接服数剂，饮食运化，咳嗽亦愈。

近在沈阳医学研究社，与同人论吐血、衄血之证，间有因寒者，宜治以干姜。社友李子林谓从前小东关有老医徐敬亭者，曾用理中汤治愈历久不愈之吐血证，是吐血证诚有因胃寒者之明征也。然徐君但知用理中汤以暖胃补胃，而不知用赭石、半夏佐之，以降胃气，是处方犹未尽善也。特是药房制药多不如法，虽清半夏中亦有矾，以治血证、吐证，必须将矾味用微温之水淘净，然淘时必于方中原定之分量外加多数钱淘之，以补其淘去矾味所减之分量及所减之药力。

邻村高边务高某，年四十余，小便下血，久不愈。其脉微细而迟，身体虚弱恶寒，饮食减少。知其脾胃虚寒，中气下陷，黄坤载所谓血之亡于便溺者，太阴不升也。为疏方，干姜、于术各四钱，生山药、熟地各六钱，乌附子、炙甘草各三钱，煎服一剂血见少，连服十余剂痊愈。

生姜解

将鲜姜种于地中，秋后剖出，去皮晒干为干姜；将姜上所生之芽种于地中，秋后剖出其当年所生之姜为生姜。是以干姜为母姜，生姜为子姜，干姜老而生姜嫩也。为生姜系嫩姜，其味之辛、性之温，皆亚于干姜，而所具生发之气则优于干姜，故能透表发汗。与大枣同用，善和营卫，盖借大枣之甘缓，不使透表为汗，惟旋转于营卫之间，而营卫遂因之调和也。其辛散之力，善开痰理气，止呕吐，逐除一切外感不正之气。若但用其皮，其温性稍减，又善通利小便。能解半夏毒及菌蕈诸物毒。食料中少少加之，可为健胃进食之品。孕妇食之，令儿生歧指。疮家食之，致生恶肉，不可不知。

附子、乌头、天雄解

附子味辛，性大热，为补助元阳之主药，其力能升能降，能内达能外散，凡凝寒锢冷之结于脏腑、着于筋骨、痹于经络血脉者，皆能开之、通之。而温通之中，又大具收敛之力，故治汗多亡阳（汗多有亡阳、亡阴之殊，亡阳者身凉，亡阴者身热，临证时当审辨。凉亡阳者，宜附子与黄芪、人参并用；热亡阴者，宜生地与黄芪、人参并用），肠冷泄泻，下焦阳虚阴走，精寒自遗，论者谓善补命门相火，而服之能使心脉跳动加速，是于君相二火皆能大有补益也。

种附子于地，其当年旁生者为附子，其原种之附子则成乌头矣。乌头之热力减于附子，而宣通之力较优，故《金匮》治历节风有乌头汤；治心痛彻背、背痛彻心有乌头赤石脂丸；治寒疝有乌头煎、乌头桂枝汤等方。若种后不旁生附子，惟原种之本长大，若蒜之独头无瓣者，名谓天雄，为其力不旁溢，故其温补力更大而独能称雄也。今药房中所鬻之乌附子，其片大而且圆者即是天雄，而其黑色较寻常附子稍重，盖因其力大而色亦稍变也。附子、乌头、天雄，皆反半夏。

陈修园曰：附子主寒湿，诸家俱能解到，而仲景用之，则化而不可知之谓神。且夫人之所以生者阳也，亡阳则死。亡字分二音，一无方切，音忘，逃也，即《春秋传》"出亡"之义；一微夫切，音无，无也，《论语》"亡而为有"，《孟子》"问有余，曰亡矣"之义也。误药大汗不止为亡阳，如唐之幸蜀，仲景用四逆汤、真武汤等法以迎之；吐利厥冷为亡阳，如周之守府，仲景用通脉四逆汤、姜附汤以救之。且太阳之标阳外呈而发热，附子能使之交于少阴而热已，少阴之神机病，附子能使自下而上而脉生，周身通达而厥愈。合苦甘之芍、草而补虚，合苦淡之苓、芍而温固，玄妙不能尽述。按：其立法与《本经》之说不同，岂仲景之创见欤？然《本经》谓气味辛温有大毒七字，仲景即于此悟出附子大功用。温得东

方风木之气，而温之至则为热，《内经》所谓"少阴之上君火主之"是也；辛为西方燥金之味，而辛之至则反润，《内经》所谓"辛以润之"是也。凡物性之偏处则毒，偏而至于无可加处则大毒，因大毒二字，知附子之温为至极，辛为至极也。仲景用附子之温有二法，杂于苓、芍、甘草中，杂于地黄、泽泻中，如冬日可受，补虚法也；佐以姜、桂之热，佐以麻、辛之雄，如夏日可畏，救阳法也。用附子之辛又有三法，桂枝附子汤、桂枝附子去桂加白术汤、甘草附子汤，辛燥以祛除风湿也；附子汤、芍药甘草附子汤，辛润以温补水脏也；若白通汤、通脉四逆汤、加人尿猪胆汁汤，则取西方秋收之气，得复元阳而有大封大固之妙矣。

邹润安曰：乌头，老阴之生育已竟者也；天雄，孤阳之不能生育者也；附子，即乌头、天雄之种，含阴苞阳者也。老阴生育已竟者，其中空以气为用；孤阳不能生育者，

其中实以精为用。气主发散，精主敛藏。发散者能外达腠理，故主中风恶风，洗洗出汗，咳逆上气；敛藏者能内入筋骨，故主历节疼痛，拘挛缓急，筋骨不强，身重不能行步。而味辛性锐，两物略同，故除风寒湿痹，破积聚邪气之功亦同。附子则兼备二气，内充实，外强健，且其物不假系属，以气相贯而生，故上则风寒咳逆上气，中则癥坚积聚血痕，下则寒湿痿躄拘挛膝痛不能行步，无一不可到，无一不能治，惟其中蓄二物之精，斯能兼擅二物之长，其用较二物为广矣。凡物之性阳者上浮，而附子独能使火就下者其义何居？盖譬之热烛两条，使上下参相直，先熄下烛之火，则必有浓烟一缕自烛心直冲，而比抵上烛，则上烛分火随烟倏下，下烛复烧。附子味辛烈而气雄健，又偏以气为用，确与火后浓烟略无殊异，能引火下归，固其宜矣。惟恐在下膏泽已竭，火无所钟，反能引在上之火升腾飞越耳。故夫膏饶则火聚，火聚则蒸腾变化莫不由

是而始矣。

【附案】一少妇上焦满闷烦躁，不能饮食，绕脐板硬，月信两月未见。其脉左右皆弦细。仲景谓双弦者寒，偏弦者饮，脉象如此，其为上有寒饮，下有寒积无疑。其烦躁者腹中寒气充溢，迫其元阳浮越也。投以理饮汤（方载干姜解下），去桂枝加附子三钱，方中芍药改用五钱，一剂满闷烦躁皆见愈。又服一剂能进饮食，且觉腹中凉甚，遂去芍药将附子改用五钱，后来又将干姜减半，附子加至八钱，服逾十剂，大便日行四五次，所下者多白色冷积，汤药仍日进一剂，如此五日，冷积泻尽，大便自止。再诊其脉，见有滑象，尺部较甚，疑其有妊，俾停药勿服，后至期果生子。夫附子原有损胎之说，此证服附子如此之多，而胎固安然无恙，诚所谓"有故无殒，亦无殒也"。

肉桂解

肉桂味辛而甘,气香而窜,性大热纯阳。为其为树身近下之皮,故性能下达,暖丹田,壮元阳,补相火。其色紫赤,又善补助君火,温通血脉,治周身血脉因寒而痹,故治关节腰肢疼痛及疮家白疽。木得桂则枯,且又味辛属金,故善平肝木,治肝气横恣多怒,若肝有热者,可以龙胆草、芍药诸药佐之。《本经》谓其"为诸药之先聘通使",盖因其香窜之气内而脏腑筋骨,外而经络腠理,倏忽之间莫不周遍,故诸药不能透达之处,有肉桂引之,则莫不透达也。

按:附子、肉桂,皆气味辛热,能补助元阳,然至元阳将绝,或浮越脱陷之时,则宜用附子而不宜用肉桂。诚以附子但味厚,肉桂则气味俱厚,补益之中实兼有走散之力,非救危扶颠之大药,观仲景《伤寒论》少阴诸方,用附子而不用肉桂可知也。

【附案】 奉天警务处长王连波夫人,年三十许,咳嗽痰中带血,剧时更大口吐血,常觉心中发热,其脉一分钟九十至,按之不实。投以滋阴宁嗽降火之药不效。因思此证若用药专止其嗽,嗽愈其吐血亦当愈。遂用川贝两许,煎取清汤四茶杯,调入生山药细末一两,煮作稀粥。俾于一日之间连进二剂,其嗽顿止,血遂不吐。数日后,证又反复。自言夜间睡时常做恼怒之梦,怒极或梦中哭泣,醒后必然吐血。据所云云,其肝气必然郁遏,遂改用舒肝泻肝之品,而以养肝镇肝之药辅之,数剂病稍轻减。而犹间做恼怒之梦,梦后仍复吐血。再四踌躇,恍悟平肝之药以肉桂为最要,因肝属木,木得桂则枯也,而单用之则失于热。降胃止血之药,以大黄为最要,胃气不上逆,血即不逆行也,而单用之又失于寒。若二药并用,则寒热相济,性归和平，降胃平肝，兼顾无遗。况俗传原有用此二药为散治吐衄者，用于此证当有捷效。若再以重坠之药辅之，则力专下行，其效当更捷也。遂用大黄、肉桂细末各一钱和匀，更用生赭石细末六钱，煎汤送下，吐血顿愈，恼怒之梦亦无矣。即此观之，肉桂真善于平肝哉。

济南金姓，寓奉天大西关月窗胡同，得吐血证甚剧，屡次服药无效。其人正当壮年，身体亦强壮，脉象有力，遂用大黄末二钱，肉桂末一钱，又将赭石细末六钱，和于大黄、肉桂末中，分三次用开水送服，病顿愈。后其方屡试皆效，遂将其方载于三期二卷，名秘红丹，并附有治验之案可参观。

知母解

知母味苦，性寒，液浓而滑。其色在黄白之间，故能入胃以清外感之热，伍以石膏可名白虎（二药再加甘草、粳米和之，名白虎汤，治伤寒温病热入阳明）。入肺以润肺金之燥，而肺为肾之上源，伍以黄柏兼能滋肾（二药少加肉桂向导，名滋肾丸），治阴虚不能化阳，小便不利。为其寒而多液，故能壮水以制火，治骨蒸劳热，目病胬肉遮掩白睛。为其液寒而滑，有流通之性，故能消疮疡热毒肿疼。《本经》谓"主消渴"者，以其滋阴壮水而渴自止也；谓其"主肢体浮肿"者，以其寒滑能通利水道而肿自消也；谓其"益气"者，以其能除食气之壮火而气自得其益也。

知母原不甚寒，亦不甚苦，尝以之与黄芪等分并用，即分毫不觉凉热，其性非大寒可知。又以知母一两加甘草二钱煮饮之，即甘胜于苦，其味非大苦可知。寒苦皆非甚大，而又多液是以能滋阴也。有谓知母但能退热，不能滋阴者，犹浅之乎视知母也。是以愚治热实脉数之证，必用知母，若用黄芪补气之方，恐其有热不受者，亦恒辅以知母，惟有液滑能通大便，其人大便不实者忌之。

天门冬解

天冬味甘微辛，性凉，津液浓厚滑润，其色黄兼白。能入肺以清燥热，故善利痰宁嗽；入胃以消实热，故善生津止渴。津浓液滑之性，能通利二便，流通血脉，畅达经络，虽为滋阴之品，实兼能补益气分。

《本经》谓"天冬主暴风湿偏痹，强骨髓"二语，经后世注解，其理终未透彻。愚尝嚼服天门冬毫无渣滓，尽化津液，且觉兼有人参气味，盖其津浓液滑之中，原含有生生之气，犹人之积精以化气也。其气挟其浓滑之津液以流行于周身，而痹之偏于半身者可除，周身之骨得其濡养而骨髓可健。且入药者为天冬之根，乃天冬之在内者也；其外生之蔓多有逆刺，若无逆刺者，其皮又必涩而戟手。天冬之物原外刚内柔也，而以之作药则为柔中含刚，是以痹遇其柔中之刚，则不期开而自开，骨得其柔中之刚，不惟健骨且能健髓

也。至《别录》谓其"保定肺气，益气力，冷而能补"诸语，实亦有以见及此也。

湖北潜江红十字分会张港义务医院长崔兰亭来函云：向染咳嗽，百药不效，后每服松脂一钱，凉茶送服，不但咳嗽痊愈，精神比前更强。迨读《衷中参西录》四期药物讲义，知天冬含有人参性味，外刚内柔、汁浆浓润，遂改服天冬二钱，日两次，今已三年，觉神清气爽，气力倍增，远行不倦，皮肤发润，面上瘢痕全消。至于用书中之讲究，以挽回垂危之证者尤不胜计，诚济世之慈航也。

麦门冬解

麦冬味甘，性凉，气微香，津液浓厚，色兼黄白。能入胃以养胃液，开胃进食，更能入脾以助脾散精于肺，定喘宁嗽，即引肺气清肃下行，通调水道以归膀胱。盖因其性凉液浓气香，而升降濡润之中，

兼具开通之力，故有种种诸效也，用者不宜去心。

《本经》谓："麦冬主心腹结气，伤中伤饱，胃络脉绝，羸瘦短气，"文义深奥，解者鲜能透彻，惟邹润安诠解最妙，其言谓：胃之为腑，多气多血，凡有变动每患其实不比于虚。设使胃气偏胜，所纳虽多，转输稍不循序，则气之壅结所不能免，是心腹结气伤中伤饱所由来也。至胃络脉绝，当以仲景"胃气生热，其阳则绝"为解。盖心腹既有结气，则输送之机更滞，是以中气无权，不患伤饥，每为饱困，由是胃气益盛，孤阳生热，渐致脉络不与心肺相通，则食入不得为荣，形羸气短诸恙丛生矣。麦冬质柔而韧，色兼黄白，脉络贯心，恰合胃之形象，其一本间根株累累，四旁横出，自十二至十六之多，则有似夫与他脏腑脉络贯注之义。其叶隆冬愈茂，青葱润泽，鉴之有光，则其吸土中精气，上滋梗叶，绝胜他物可知。且其味甘中带苦，又合从胃至心之妙，是以胃得之而能输精上行，自不与他脏腑相绝；肺得之而能敷布四脏，洒陈五腑，结气自尔消熔，脉络自尔联续，饮食能养肌肤，谷神旺而气随之充也。

黄连解

黄连味大苦，性寒而燥。为苦为火之味，燥为火之性，故善入心以清热。心中之热清，则上焦之热皆清，故善治脑膜生炎、脑部充血、时作眩晕、目疾肿疼、胬肉遮睛（目生云翳者忌用），及半身以上赤游丹毒。其色纯黄，能入脾胃以除实热，使之进食（西人以黄连为健胃药，盖胃有热则恶心懒食，西人身体强壮且多肉食，胃有积热故宜黄连清之），更由胃及肠，治肠澼下利脓血。为其性凉而燥，故治湿热郁于心下作痞满（仲景小陷胸汤，诸泻心汤皆用之），女子阴中因湿热生炎溃烂。

徐灵胎曰：苦属火性宜热，此常理也。黄连至苦而反至寒，则得火之味与水之性，故能除水火相乱之病，水火相乱者湿热是也。是故热气目痛、眦伤、泪出、目不明，乃湿热在上者；肠澼、腹痛、下利，乃湿热在中者；妇人阴中肿痛，乃湿热在下者，悉能除之矣。凡药能去湿者必增热，能除热者必不能去湿，惟黄连能以苦燥湿，以寒除热，一举而两得焉。

邹润安曰：《别录》谓黄连调胃厚肠，不得浑称之曰厚肠胃也（浑曰厚肠胃，此后世本草语）。夫肠胃中皆有脂膜一道包裹其内，所以护导滓秽使下行者，若有湿热混于其间，则脂膜消熔随滓秽而下，古人谓之肠澼，后人目为刮肠痢，亦曰肠垢。胃体广大，容垢纳污，虽有所留，亦未必剥及脂膜，故但和其中之所有，边际自不受伤，故曰调；肠势曲折盘旋之处，更为湿气留聚，湿阻热益生，热阻脂膜益消，去其所阻，则消烁之源绝而薄者厚矣，故曰厚。此见古人造句之精，一字不混淆也。

黄连治目之功不必皆内服也。愚治目睛胀疼者，俾用黄连淬水，乘热屡用棉花瓢蘸擦眼上，至咽中觉苦乃止，则胀疼立见轻。又治目疾红肿作疼者，将黄连细末调以芝麻油，频频闻于鼻中，亦能立见效验。

黄芩解

黄芩味苦性凉，中空像肺，最善清肺经气分之热，由脾而下通三焦，达于膀胱以利小便。色黄属土，又善入脾胃清热，由胃而下及于肠，以治肠澼下利脓血。又因其色黄而微青，青者木色，又善入肝胆清热，治少阳寒热往来（大、小柴胡汤皆用之）。为其中空兼能调气，无论何脏腑，其气郁而作热者，皆能宣通之。为其中空又善清躯壳之热，凡热之伏藏于经络散漫于腠理者，皆能消除之。治肺病、肝胆病、躯壳病，宜用枯芩（即中空之芩）；治肠胃病宜用条芩（即嫩时中不空者，亦名子芩）。究之，皆为黄芩，其功用原无甚差池也。

李濒湖曰：有人素多酒欲，病少腹绞痛不可忍，小便如淋诸药不效，偶用黄芩、木通、甘草三味，煎服遂止。

按： 黄芩治少腹绞痛，《别录》原明载之，由此见古人审药之精非后人所能及也。然必因热气所迫致少腹绞痛者始可用，非可概以之治腹痛也。又须知太阴腹痛无热证，必少阳腹痛始有热证，《别录》明标之曰"少腹绞痛"，是尤其立言精细处。

濒湖又曰：余年二十时，因感冒咳嗽既久，且犯戒，遂病骨蒸发热，肤如火燎，每日吐痰碗许，暑月烦渴，寝食俱废，六脉浮洪，遍服柴胡、麦冬、荆沥诸药，月余益剧，皆以为必死矣。先君偶思李东垣治肺热如火燎，烦躁引饮而昼盛者，气分热也，宜一味黄芩汤，以泻肺经气分之火。遂按方用片芩一两，水二盅，煎一盅顿服，次日身热尽退，而痰嗽皆愈，药中肯綮，如鼓应桴，医中之妙有如此哉。

观濒湖二段云云，其善清气分之热，可为黄芩独具之良能矣。

第四期第四卷

白茅根解

白茅根味甘，性凉，中空有节，根类萑苇而象震（《易》系辞震为萑苇），最善透发脏腑郁热，托痘疹之毒外出。其根不但中空，周遭廿上且有十二小孔，统体玲珑，故又善利小便淋涩作疼，因热小便短少，腹胀身肿；为其色白中空，故能入肺清热以宁嗽定喘；为其味甘，且鲜者嚼之多液，故能入胃滋阴以生津止渴，并治肺胃有热，咳血、吐血、衄血、小便下血，然必用鲜者其效方著。春前秋后剖用之味甘，至生苗盛茂时，味即不甘，用之亦有效验，远胜干者。

做茅根汤法：鲜白茅根去净皮及节间细根，洗净锉细斤许，和凉水三斤煮一沸，候半句钟再煮一沸，又候半句钟，视茅根皆沉水底，汤即成，漉出为一日之量，渴当茶温饮之。以治虚热、实热、外感之热皆宜用。治因热小便不利，积成水肿，尤有奇效。处方编中白茅根汤后载数案可参观。若无鲜白茅根，可用药房中干者一斤，浸以开水，至水凉再用微火温之，不可令开，约六十分钟许，漉去渣，徐徐当茶温饮亦有效验。

茅针即茅芽，初发犹未出土，形如巨针者，其性与茅根同，而稍有破血之力。凡疮溃脓未破者，将茅针煮服其疮即破，用一针破一孔，两针破两孔。

【附案】一人年近五旬，受温疹之毒传染，痧疹遍身，表里壮热，心中烦躁不安，证实脉虚，六部不起，屡服清解之药无效，其清解之药稍重，大便即溏。俾用鲜茅根六两，如法煮汤一大碗顿

·106·

服之，病愈强半，又服一次痊愈。

一西医得温病，头疼壮热，心中烦躁，自服西药别腊蜜童、安知歇貌林诸退热之品，服后热见退，旋又反复。其脉似有力，惟在浮分、中分，俾用鲜茅根四两，滑石一两，煎三四沸，取汤服之，周身得微汗，一剂而诸病皆愈。

一妇人年近四旬，因阴虚发热，渐觉小便不利，积成水肿，服一切通利小便之药皆无效。其脉数近六至，重按似有力，问其心中常觉烦躁，知其阴虚作热，又兼有实热，以致小便不利而成水肿也。俾用鲜茅根半斤，如法煎汤两大碗，以之当茶徐徐温饮之，使药力昼夜相继，连服五日，热退便利，肿遂尽消。

苇茎、芦根解

苇与芦原系一物，其生于水边干地，小者为芦；生于水深之处，大者为苇。芦因生于干地，其色暗绿近黑，故字从芦（芦即黑色）；苇因生于水中，其形长大有伟然之意，故字从韦。《千金》苇茎汤，薏苡仁、瓜瓣（即甜瓜瓣）各半升，桃仁五十枚，苇茎切二升，水二斗煮取五升，去渣纳前药三味，煮取二升，服一升，当有所见吐脓血。释者谓苇用茎不用根者，以肺原在上，取本乎天者亲上也，而愚则以为不然。尝读《易》系辞震为萑苇，震之卦体一阳居于二阴之下，即萑苇之根居于水底之象。为其禀水中之真阳，是以其性凉而善升，患大头瘟者，愚常用之为引经要药（无苇根者，可代以荷叶，义皆取其象震），是其上升之力可至脑部而况于肺乎？且其性凉能清肺热，中空能理肺气，而又味甘多液，更善滋阴养肺，则用根实胜于用茎明矣。今药房所鬻者名为芦根，实即苇根也。其善发痘疹者，以其得震卦振发之性也；其善利小便者，以其体中空且生水中自能行水也；其善止吐血衄血者，以其性凉能治血热妄行，且血亦水属（血中明水居多），其性能引水下行，自善引血下行也。其性颇近茅根，凡当用茅根而无鲜者，皆可以鲜芦根代之也。

鲜小蓟根解

鲜小蓟根味微辛，气微腥，性凉而润。为其气腥与血同臭，且又性凉濡润，故善入血分，最清血分之热。凡咳血、吐血、衄血、二便下血之因热者，服者莫不立愈。又善治肺病结核，无论何期用之皆宜，即单用亦可奏效。并治一切疮疡肿疼、花柳毒淋、下血涩疼，盖其性不但能凉血止血，兼能活血解毒，是以有以上种种诸效也。其凉润之性，又善滋阴养血，治血虚发热，至女子血崩赤带，其因热者用之亦效。

按：小蓟各处皆有，而直隶田禾间亦多生此物，是以北京之山名蓟门，即因其多生大小蓟也。俗名刺尔菜（小蓟原名刺蓟），又名青青菜，山东俗名萋萋菜，萋字当为蓟字之转音，奉天俗名枪刀菜，因其多刺如枪刀也。其叶长二寸许，宽不足一寸，叶边多刺，叶上微有绒毛，其叶皆在茎上，其茎紫色高尺许，茎端开紫花，花瓣如绒丝，其大如钱作圆形状，若小绒球，其花叶皆与红花相似，嫩时可作羹，其根与茎叶皆可用，而根之性尤良。剖取鲜者捣烂，取其自然汁冲开水服之。若以入煎剂不可久煎，宜保存其新鲜之性，约煎四五沸即取汤饮之。又其茎中生虫即结成疙瘩，状如小枣，其凉血之力尤胜，若取其鲜者十余枚捣烂，开水冲服，以治吐血、衄血之因热者尤效。今药房中有以此为大蓟者，殊属差误。用时宜取其生农田之间嫩而白者。

【附案】一少年素染花柳毒，服药治愈，惟频频咳嗽，服一切理嗽药皆不效。经西医验其血，谓仍有毒，其毒侵肺，是以作嗽。询方于愚，俾用鲜小蓟根两许，煮汤服之，服过两旬，其嗽遂愈。

一少年每年吐血，反复

三四次，数年不愈。诊其脉，血热火盛，俾日用鲜小蓟根二两，煮汤数盅，当茶饮之，连饮二十余日，其病从此除根。

大麦芽解

大麦芽性平，味微酸（含有稀盐酸，是以善消）。能入脾胃，消化一切饮食积聚。为补助脾胃药之辅佐品（补脾胃以参、术、芪为主，而以此辅之）。若与参、术、芪并用，能运化其补益之力，不至作胀满。为其性善消化，兼能通利二便，虽为脾胃之药，而实善舒肝气（舒肝宜生用，炒用之则无效）。盖肝于时为春，于五行为木，原为人身气化之萌芽（气化之本在肾，气化之上达由肝，故肝为气化之萌芽），麦芽与肝为同气相求，故善舒之。夫肝主疏泄为肾行气，为其力能舒肝，善助肝木疏泄以行肾气，故又善于催生。至妇人之乳汁为血所化，因其善于消化，微兼破血之性，故又善回乳（无子吃乳欲回乳者，用大麦芽二两炒为末，每服五钱白汤下）。入丸散剂可炒用，入汤剂皆宜生用。化学家生麦芽于理石（即石膏）上，其根蟠曲之处，理石皆成微凹，可征其消化之力。

【附案】一妇人年三十余，气分素弱，一日忽觉有气结于上脘，不能上达亦不下降，俾单用生麦芽一两，煎汤饮之，顿觉气息通顺。

一妇人年近四旬，胁下常常作疼，饮食入胃常停滞不下行，服药数年不愈，此肝不升胃不降也。为疏方，用生麦芽四钱以升肝，生鸡内金二钱以降胃，又加生怀山药一两以培养脏腑之气化，防其因升之、降之而有所伤损，连服十余剂，病遂痊愈。

用麦芽应注意，视其生芽者，或未生芽而生根如白须者亦可。盖大麦经水浸，先生根而后生芽，借其生发之气，比于春气之条达，故舒肝颇效也。

受业孙静明识

茵陈解

茵陈者，青蒿之嫩苗也。秋日青蒿结子，落地发生，贴地大如钱，至冬霜雪满地，萌芽无恙，甫经立春即勃然生长，宜于正月中旬采之。其气微香，其味微辛微苦，秉少阳最初之气，是以凉而能散。《本经》谓其"善治黄疸"，仲景治疸证，亦多用之。为其禀少阳初生之气，原与少阳同气相求，是以善清肝胆之热，兼理肝胆之郁，热消郁开，胆汁入小肠之路毫无阻隔也。《别录》谓其"利小便，除头热，亦清肝胆"之功效也。其性颇近柴胡，实较柴胡之力柔和，凡欲提出少阳之邪，而其人身弱阴虚不任柴胡之升散者，皆可以茵陈代之。

【附案】一人，因境多拂逆，常动肝气、肝火，致脑部充血作疼。治以镇肝、凉肝之药，服后周身大热，汗出如洗，恍悟肝为将军之官，中寄相火，用药强制之，是激动其所寄之相火而起反动力也。即原方为加茵陈二钱，服后即安然矣。

一少年常患头疼，诊其脉肝胆火盛，治以茵陈、川芎、菊花各二钱，一剂疼即止。又即原方为加龙胆草二钱，服两剂觉头部轻爽异常，又减去川芎，连服四剂，病遂除根。

受业孙静明按：民国二十八年秋，同事胡君连奎之二弟连元，年十七岁，患虚劳病发热甚剧，经中西医调治旬余无效。后邀余诊视，余遵寿师治虚劳病方，加茵陈二钱，一剂热减，二剂热退，由是益知茵陈除阴虚作热之特效也。

莱菔子解

莱菔子生用味微辛性平，炒用气香性温。其力能升能降，生用则升多于降，炒用则降多于升，取其升气化痰宜用生者，取其降气消食宜用炒者。究之，无论或生或炒，皆能顺气开郁，消胀除满，此乃化气之品，非破气之品，而医者多谓其能破气，不宜多服、久服，殊非确当之论。盖凡理气之药，单服久服，未有不伤气者，而莱菔子炒熟为末，每饭后移时服钱许，借以消食顺气，转不伤气，因其能多进饮食，气分自得其养也。若用以除满开郁，而以参、芪、术诸药佐之，虽多服、久服，亦何至伤气分乎。

【附案】 一人年五旬，当极忿怒之余，腹中连胁下突然胀起，服诸理气开气之药皆不效。俾用生莱菔子一两，柴胡、川芎、生麦芽各三钱，煎汤两盅，分三次温服下，尽剂而愈。

一人年二十五六，素多痰饮，受外感，三四日间觉痰涎凝结于上脘，阻隔饮食不能下行，须臾仍复吐出。俾用莱菔子一两，生熟各半，捣碎煮汤一大盅，送服生赭石细末三钱，迟点半钟，再将其渣重煎汤一大盅，仍送服生赭石细末三钱，其上脘顿觉开通，可进饮食，又为开辛凉清解之剂，连服两剂痊愈。

枸杞子解

枸杞子味甘多液，性微凉。为滋补肝肾最良之药，故其性善明目，退虚热，壮筋骨，除腰疼，久久服之，延年益寿，此皆滋补肝肾之功也。乃因古有"隔家千里，勿食枸杞"之谚，遂疑其能助阳道，性或偏于温热。而愚则谓其性决不热，且确有退热之功效，此从细心体验而得，原非凭空拟议也。

愚自五旬后，脏腑间阳分偏盛，每夜眠时，无论冬夏床头置凉水一壶，每醒一次，觉心中发热，即饮凉水数口，至明则壶中水已所余无几。惟临睡时，嚼服枸杞子一两，凉水即可少饮一半，且晨起后觉心中格外镇静，精神格外充足。即此以论枸杞，则枸杞为滋补良药，性未必凉而确有退热之功效，不可断言乎？

或问：枸杞为善滋阴故

能退虚热，今先生因睡醒而觉热，则此热果虚热乎？抑实热乎？答曰：余生平胖壮，阴分不亏，此非虚热明矣。然白昼不觉热，即夜间彻夜不睡，亦不觉热，惟睡初醒时觉心中发热，是热生于睡中也，其不同于泛泛之实热又明矣。此乃因睡时心肾自然交感而生热，乃先天元阳壮旺之现象，惟枸杞能补益元阴，与先天元阳相济，是以有此功效。此所以久久服之，而能延年益寿也。若谓其仅能退虚热，犹浅之乎视枸杞矣。且其树寿逾松柏，万年不老，无论生于何地，其根皆能直达黄泉，莫不盛茂，从未见有自枯萎者，人服枸杞而寿，或亦因斯欤？

【附方】金髓煎 枸杞子，逐日择红熟者，以无灰酒浸之，蜡纸封固，勿令泄气，两月足，取入砂盆中，研烂滤取汁，同原浸之酒入银锅内，慢火熬之，不住箸搅，恐粘住不匀，候成饧，净瓶密贮。每早温酒服二大匙，夜卧再服，百日身轻气壮，积年不辍，可以羽化。

地骨皮即枸杞根上之皮也。其根下行直达黄泉，禀地之阴气最厚，是以性凉长于退热。为其力优于下行有收敛之力，是以治有汗骨蒸，能止吐血、衄血，更能下清肾热，通利二便，并治二便因热下血。且其收敛下行之力，能使上焦浮游之热因之清肃，而肺为热伤作嗽者，服之可愈。是以诸家本草，多谓其能治嗽也。惟肺有风邪作嗽者忌用，以其性能敛也。

海螵蛸、茜草解

《内经》有四乌贼骨一藘茹丸，治伤肝之病，时时前后血。方用乌贼骨四，藘茹一，丸以雀卵，如小豆大，每服五丸，鲍鱼汤送下。

按： 乌贼骨即海螵蛸，藘茹即茜草。详阅诸家本草，载此二药之主治，皆谓其能治崩带，是与《内经》用二药之义相合也。又皆谓其能消癥瘕，是又与《内经》用二药之义相反也。本草所载二药之性，如此自相矛盾，令后世医者并疑

《内经》之方而不敢轻用，则良方几埋没矣。而愚对于此二药，其能治崩带洵有确实征验，其能消癥瘕与否，则又不敢遽断也。

忆在籍时，曾治沧州董姓妇人，患血崩甚剧。其脉象虚而无力，遂重用黄芪、白术，辅以龙骨、牡蛎、萸肉诸收涩之品，服后病稍见愈，遂即原方加海螵蛸四钱，茜草二钱，服后其病顿愈，而分毫不见血矣。愚于斯深知二药止血之能力，遂拟得安冲汤、固冲汤二方，于方中皆用此二药。登于处方编中以公诸医界。

又治邻村星马村刘氏妇，月信月余不止，病家示以前服之方，即拙拟安冲汤去海螵蛸、茜草也，遂于原方中加此二药，服一剂即愈。俾再服一剂以善其后。病家因疑而问曰：所加之药如此效验，前医者如何去之？答曰：此医者转是细心人，彼盖见此二药有能消癥瘕之说，因此生疑，而平素对于此二药又无确实经验，是以有此失也。

至于海螵蛸、茜草之治带证，愚亦有确实经验。

初临证时，以妇女之带证原系微末之疾，未尝注意，后治一妇人，因病带已不起床，初次为疏方不效，后于方中加此二药遂大见效验，服未十剂，脱然痊愈。于斯，愚拟得清带汤方，此二药与龙骨、牡蛎、山药并用，登于处方编中为治带证的方。后在沧州治一媪年近六旬，患带下赤白相兼，心中发热，头目眩晕，已半载不起床矣。诊其脉甚洪实，遂于清带汤中加苦参、龙胆草、白头翁各数钱，连服八剂痊愈，心热眩晕亦愈。

又治本邑一少妇，累年多病，身形羸弱，继又下白带甚剧，屡经医治不效。诊其脉迟弱无力，自觉下焦凉甚，亦治以清带汤，为加干姜六钱，鹿角胶三钱，炙甘草三钱，连服十剂痊愈。

统以上经验观之，则海螵蛸、茜草之治带下不又确有把握哉。至其能消癥瘕与否，因未尝单重用之，实犹欠此经验而不敢遽定也。

罂粟壳解

罂粟壳即罂粟花所结之子外包之壳也。其所结之子形如罂，中有子如粟，可作粥，甚香美（炒之则香），故名其外皮为罂粟壳，药房间省文曰米壳。其味微酸，性平。其嫩时皮出白浆可制鸦片，以其犹含鸦片之余气，故其性能敛肺涩肠固肾，治久嗽、久痢、遗精、脱肛、女子崩带。嗽、痢初起及咳嗽兼外感者忌用。

按：罂粟壳治久嗽、久痢，诚有效验，如虚劳咳嗽证，但用山药、地黄、枸杞、玄参诸药以滋阴养肺，其嗽不止者，加罂粟壳二三钱，则其嗽可立见轻减，或又少佐以通利之品，若牛蒡、射干诸药尤为稳妥。至于久痢，其肠中或有腐烂，若用三七、鸦胆子，化其腐烂，而其痢仍不止者，当将罂粟壳数钱，与山药、芍药诸药并用，连服数剂，其痢可痊愈。

竹茹解

竹茹味淡，性微凉，善开胃郁，降胃中上逆之气使之下行（胃气息息下行为顺），故能治呕吐，止吐血、衄血（皆降胃之功）。《金匮》治妇人乳中虚、烦乱呕逆，有竹皮大丸，竹皮即竹茹也。为其为竹之皮，且凉而能降，故又能清肺利痰，宣通三焦水道下通膀胱，为通利小便之要药，与叶同功而其力尤胜于叶。又善清肠中之热，除下痢后重腹疼。为其凉而宣通，损伤瘀血肿疼者，服之可消肿愈疼，融化瘀血。醋煮口漱，可止齿龈出血。须用嫩竹外边青皮，里层者力减。

族家婶母，年四旬，足大指隐白穴处，忽然破裂出血，且色紫甚多，外科家以为疔毒，屡次服药不效。时愚甫习医，诊其脉洪滑有力，知系血热妄行，遂用生地黄两半，碎竹茹六钱，煎汤服之，一剂血止，又服数剂，脉亦平和。盖生地黄凉血之力，虽能止血，然恐止后血瘀经络致生他病，辅以竹茹宣通消瘀，且其性亦能凉血止血，是以有益而无弊也。

友人刘干臣之女，嫁与邻村，得温病，干臣邀愚往视。其证表里俱热，胃口满闷，时欲呕吐，舌苔白而微黄，脉象洪滑，重按未实，问其大便，昨行一次微燥。一医者欲投以调胃承气汤，疏方尚未取药。愚曰：此证用承气汤尚早。遂另为疏方，用生石膏一两，碎竹茹六钱，青连翘四钱，煎汤服后，周身微汗，满闷立减，亦不复欲呕吐，从前小便短少，自此小便如常，其病顿愈。

沙参解

沙参味淡微甘，性凉，色白，质松，中空，故能入肺，清热滋阴，补益肺气，兼能宣通肺郁，故《本经》谓其"主血积"，肺气平而血之上逆者自消也。人之魂藏于肝，魄藏于肺，沙参能清补肺脏以定魄，更能使肺金之气化清肃下行，镇戢肝木以安魂，魂魄安定，惊恐自化，故《本经》又谓"主惊气"也。

徐灵胎曰：肺主气，故肺家之药气胜者为多。但气胜之品必偏于燥，而能滋肺者又腻滞而不清虚，惟沙参为肺家气分中理血药，色白体轻，疏通而不燥，润泽而不滞，血阻于肺者，非此不能清也。

沙参以体质轻松，中心空者为佳，然必生于沙碛之上，土性松活，始能如此。渤海之滨，沙碛绵亘，纯系蚌壳细末，毫无土质，其上所长沙参，粗如拇指，中空大于藕孔。其味且甘于他处沙参，因其处若三四尺深即出甜水，是以所长之沙参，其味独甘，鲜嚼服之，大能解渴，故以治消渴尤良。其叶光泽如镜，七月抽茎开白花，纯禀金气，肺热作嗽者，用之甚效，洵良药也。

连翘解

连翘味淡微苦，性凉，具升浮宣散之力，流通气血，治十二经血凝气聚，为疮家要药。能透表解肌，清热逐风，又为治风热要药。且性能托毒外出，又为发表疹瘰要药。为其性凉而升浮，故又善治头目之疾，凡头疼、目疼、齿疼、鼻渊或流浊涕成脑漏证，皆能主之。为其味淡能利小便，故又善治淋证，溺管生炎。

仲景方中所用之连轺，乃连翘之根，即《本经》之连根也。其性与连翘相近，其发表之力不及连翘，而其利水之力则胜于连翘，故仲景麻黄连轺赤小豆汤用之，以治瘀热在里，身将发黄，取其能导引湿热下行也。

按：连翘诸家皆未言其发汗，而以治外感风热，用至一两必能出汗，且其发汗之力甚柔和，又甚绵长。

曾治一少年风温初得，俾单用连翘一两煎汤服，彻

夜微汗，翌晨病若失。

连翘形圆而尖，其状似心，故善清心热。心与小肠相表里，又能清小肠热，通五淋而利小便。为其气薄体轻，具有透表作用；壳内有房，房中有粒状小心，捻碎嗅之辛香有油，是以借此芳香之力可解郁热，因含油质，故发汗时较他药柔和而绵长也。

受业孙静明谨注

又连翘善理肝气，既能舒肝气之郁，又能平肝气之盛。曾治一媪，年过七旬，其手连臂肿疼数年不愈，其脉弦而有力，遂于清热消肿药中，每剂加连翘四钱，旬日肿消疼愈，其家人谓媪从前最易愤怒，自服此药后不但病愈，而愤怒全无，何药若是之灵妙也！由是观之，连翘可为理肝气要药矣。

川楝子解 （大如栗者是川楝子，他处楝子小而味苦，去核名金铃子）

川楝子味微酸微苦，性凉，酸者入肝，苦者善降，能引肝胆之热下行自小便出，故治肝气横恣，胆火炽盛，致胁

·116·

下焮疼。并治胃脘气郁作疼，木能疏土也。其性虽凉，治疝气者恒以之为向导药，因其下行之力能引诸药至患处也。至他处之苦楝子，因其味苦有小毒，除虫者恒用之。

薄荷解

薄荷味辛，气清郁香窜，性平，少用则凉，多用则热（如以鲜薄荷汁外擦皮肤少用殊觉清凉，多用即觉灼热）。其力能内透筋骨，外达肌表，宣通脏腑，贯串经络，服之能透发凉汗，为温病宜汗解者之要药。若少用之，亦善调和内伤，治肝气胆火郁结作疼，或肝风内动，忽然痫痉瘛疭，头疼目疼，鼻渊鼻塞，齿疼咽喉肿疼，肢体拘挛作疼，一切风火郁热之疾，皆能治之。痢疾初起挟有外感者，亦宜用之，散外感之邪，即以清肠中之热，则其痢易愈。又善消毒菌（薄荷冰善消霍乱毒菌，薄荷亦善消毒菌可知），逐除恶气，一切霍乱痧证，亦为要药。为其味辛而凉，又善表疹瘾，愈皮肤瘙痒，为儿科常用之品。

温病发汗用薄荷，犹伤寒发汗用麻黄也。麻黄服后出热汗，热汗能解寒，是以宜于伤寒；薄荷服后出凉汗，凉汗能清温，是以宜于温病。若以麻黄发温病之汗，薄荷发伤寒之汗，大抵皆不能出汗，即出汗亦必不能愈病也。

按： 薄荷古原名苛，以之作蔬，不以之作药，《本经》《别录》皆未载之，至唐时始列于药品，是以《伤寒论》诸方未有用薄荷者。然细审《伤寒论》之方，确有方中当用薄荷，因当时犹未列入药品，即当用薄荷之方，不得不转用他药者。试取伤寒之方论之，如麻杏甘石汤中之麻黄，宜用薄荷代之，盖麻杏甘石汤，原治汗出而喘无大热，既云无大热，其仍有热可知，有热而犹用麻黄者，取其泻肺定喘也。然麻黄能泻肺定喘，薄荷亦能泻肺定喘（薄荷之辛能抑肺气之盛，又善搜肺风），用麻黄以热治热，何用薄荷以凉治热乎？又如凡有葛根诸汤中之葛根，亦可以薄荷代之，盖葛根原所以发表阳明在经之热，葛根之凉不如薄荷，而其发表之力又远不如薄荷，则用葛根又何如用薄荷乎？斯非背古训也，古人当药物未备之时，所制之方原有不能尽善尽美之处，无他，时势限之也。吾人当药物既备之时，而不能随时化裁与古为新，是仍未会古人制方之意也。医界之研究伤寒者，尚其深思愚言哉。

茯苓、茯神解

茯苓气味俱淡，性平，善理脾胃，因脾胃属土，土之味原淡（土味淡之理，徐灵胎曾详论之），是以《内经》谓淡气归胃，而《慎柔五书》上述《内经》之旨，亦谓味淡能养脾阴。盖其性能化胃中痰饮为水液，引之输于脾而达于肺，复下循三焦水道以归膀胱，为渗湿利痰之主药。然其性纯良，泻中有补，虽为渗利之品，实能培土生金，有益于脾胃及肺。且以其得松根有余之气，伏藏地中不外透生苗，故又善敛心气之浮越以安魂定魄，兼能泻心下之水饮以除惊悸，又为心经要药。且其伏藏之性，又能敛抑外越之水气转而下注，不使作汗透出，兼为止汗之要药也。其抱根而生者为茯神，养心之力，较胜于茯苓。

刘潜江曰：茯苓本古松灵气纶结成形，卢子繇谓其精英不发于枝叶，返旋生气吸伏于踵，一若真人之息，若但视为利湿，殆有未然。盖松之凌冬不凋，非以其禀真阳之性耶？乃其气入土，久而结茯苓，是其质成于阴气禀于阳也。陶隐居谓其无朽蛀，埋地中三十年，犹色理无异，不可见其坚贞哉。

茯苓若入煎剂，其切作块者，终日煎之不透，必须切薄片，或捣为末，方能煎透。

友人竹芷熙曰：嵊县地固多山，有葛溪口，嵊东山名也。本层峦迭嶂，峰回水绕之所，吴氏聚族而居，约四五十家，以种苓为业。其种苓之法，秘而不宣，虽亲戚不告焉。新嵊药肆间，茯苓皆出于是。春间吴氏之媳病，盖产后月余，壮热口渴

·118·

不引饮，汗出不止，心悸不寐，延余往治。病人面现红色，脉有滑象，急用甘草、麦冬、竹叶、柏子仁、浮小麦、大枣煎饮不效；继用酸枣仁汤，减川芎加浮小麦、大枣，亦不效；又用归脾汤加龙骨、牡蛎、萸肉则仍然如故。当此之时，余束手无策，忽一人进而言曰：何不用补药以缓之？余思此无稽之谈，所云补药者，心无见识也，姑漫应之。时已届晚寝之时，至次日早起，其翁奔告曰：予媳之病昨夜用补药医痊矣。余将信将疑，不识补药究系何物。乃翁持渣来见，钵中有茯苓四五两，噫！茯苓焉，胡为云补药哉？余半晌不能言。危坐思之，凡病有一线生机，皆可医治。茯苓固治心悸之要药，亦治汗出之主药。仲景治伤寒汗出而渴者五苓散，不渴者茯苓甘草汤。伤寒厥而心下悸者宜先治水，当服茯苓甘草汤。可知心悸者汗出过多，心液内涸，肾水上

救入心则悸，余药不能治水，故用茯苓以镇之。是证心悸不寐，其不寐由心悸而来，即心悸亦从汗出而来，其壮热口渴不引饮，脉滑，皆有水气之象，今幸遇种苓家，否则汗出不止，终当亡阳，水气凌心，必当灭火，是谁之过欤？余引咎而退。观竹君此论，不惜暴一己之失，以为医界说法，其疏解经文之处，能将仲景用茯苓之深意，彰彰表出，固其析理之精，亦见其居心之厚也。夫仁人之后必昌，君之哲嗣名余祥，青年英发，驰名医界，时与愚有鱼雁往来，其造就固未可量也。

湖北天门县崔兰亭来函云：民纪十九年，四十八师李团长夫人，头目眩晕，心中怔忡，呕吐涎沫，有时觉气上冲，昏愦不省人事。军医治以安神之药无效，继又延医十余人皆服药无效，危险已至极点。生诊其脉，浮而无力，视其形状无可下药。恍悟四期《衷中参西

·119·

录》茯苓解中，所论重用茯苓之法，当可挽回此证。遂俾单用茯苓一两煎汤服之，服后甫五分钟，病即轻减，旋即煎渣再服，益神清气爽，连服数剂，病即痊愈。后每遇类此证者，投此方皆可奏效。

木通解

木通味苦性凉，为藤蔓之梗，其全体玲珑通彻，故能贯串经络，通利九窍。能泻上焦之热，曲曲引之下行自水道达出，为利小便清淋浊之要药。其贯串经络之力，又能治周身拘挛，肢体痹疼，活血消肿，催生通乳，多用亦能发汗。

愚平素不喜用苦药，木通诸家未尝言苦，而其味实甚苦。因虑人嫌其苦口难服，故于木通未尝独用重用，以资研究，近因遇一肢体关节肿疼证，投以清热利湿活血之品，更以西药阿斯必林佐之，治愈。适法库门生万泽东来奉，因向彼述之，泽东曰：《金鉴》治三痹（行痹、痛痹、著痹）有木通汤方，学生以治痛痹极有效验，且服后必然出汗，曾用数次皆一剂而愈。愚曰：我亦见其方，但未尝试用，故不知如此神效，既效验如此，当急录出以公诸医界。爰列其方于下：

【木通汤】用木通一味，不见水者（其整者皆未见水，捣碎用）二两，以长流水二碗煎一碗，热服取微汗，不愈再服，以愈为度。若其痛上下左右流走相移者，加羌活、防风以祛风邪；其痛凉甚者，有汗加附子，无汗加麻黄以去寒邪；其痛重著难移者，加防己以胜湿邪。其所应加之药，不可过三钱，弱者俱减半服。

蒲黄解

蒲黄味淡微甘微辛，性凉。善治气血不和，心腹疼痛，游风肿疼，颠仆血闷（用生蒲黄半两，煎汤灌下即醒），痔疮出血（水送服一钱，日三次），女子月闭腹痛，产后瘀血腹疼，为其有活血化瘀之力，故有种种诸效。若炒熟用之（不宜炒黑），又善治吐血、咳血、衄血、二便下血、女子血崩带下。外用治舌胀肿疼，甚或出血，一切疮疡肿疼，蜜调敷之（皆宜用生者），皆有捷效。为其生于水中，且又味淡，故又善利小便。

邹润安曰：凡生水中之物，皆以水为父母，而听其消涨以为荣枯。矧蒲黄又生于四五月大火得令时，能吸火气以媾于水而成中五之色者，是能合水火之精以成土者也。人身惟水火不谐为小便不利，而为心腹膀胱寒热。蒲黄像土，本可防水，且又生于水中，用之使调和水火，则寒热于以解，小便遂自利，柔化之功反速于刚制也。若夫热傍水势而迫血妄行，热阻水行而停血成瘀，则亦行者能止，瘀者能消而均可无虑。故《本经》谓其"主心腹膀胱寒热，利小便，止血又消瘀血也"。详观此论，是蒲黄之性原善化瘀血，又善止血妄行，非炒至色紫黑，始

能止血也。即欲炒用之以止血，亦惟炒熟而已，断不宜过炒之以失其本性。

邹氏又谓：《金匮》用蒲灰散，利小便治厥而为皮水，解者或以为香蒲，或以为蒲席烧灰，然香蒲但能清上热，不云能利水。败蒲席，《别录》主筋溢恶疮，亦非利水之物。蒲黄，《本经》主利小便，且《本事方》《芝隐方》，皆述其治舌胀神验，予亦曾治多人，毫丝不爽，不正合治水之肿于皮乎？夫皮水为肤腠间病，不应有厥，厥者下焦病也。膀胱与肾为表里，膀胱以水气归皮，致小便不利，气阻而成寒热，则肾亦承其弊为之阴壅而阳不得达，遂成厥焉。病本在外，非可用温，又属皮水，无从发散，计惟解心腹膀胱之寒热，使小便得利，又何厥逆之有，以是知其为蒲黄无疑也。曰蒲灰者，蒲黄之质，固有似于灰也。

按：蒲黄诚为妙药，失笑散用蒲黄、五灵脂等分生研，每用五钱，水酒各半，加醋少许，煎数沸连渣服之，能愈产

后腹疼于顷刻之间。人多因蒲黄之质甚软，且气味俱淡，疑其无甚力量而忽视之，是皆未见邹氏之论，故不能研究《本经》主治之文也。

三棱、莪术解

三棱气味俱淡，微有辛意，莪术味微苦，气微香，亦微有辛意。性皆微温，为化瘀血之要药。以治男子疝癖，女子癥瘕，月闭不通，性非猛烈而建功甚速。其行气之力，又能治心腹疼痛，胁下胀疼，一切血凝气滞之证。若与参、术、芪诸药并用，大能开胃进食，调血和血。若细核二药之区别，化血之力三棱优于莪术，理气之力莪术优于三棱。

药物恒有独具良能，不能从气味中窥测者，如三棱、莪术性近和平，而以治女子瘀血，虽坚如铁石亦能徐徐消除，而猛烈开破之品转不能建此奇功，此三棱、莪术独具之良能也。而耳食者流，恒以其能消坚开瘀，转疑为猛烈之品而不敢轻用，几何不埋没良药哉？

三棱、莪术，若治陡然腹胁疼痛，由于气血凝滞者，可但用三棱、莪术，不必以补药佐之；若治瘀血积久过坚硬者，原非数剂所能愈者，必以补药佐之，方能久服无弊。或用黄芪六钱，三棱、莪术各三钱，或减黄芪三钱，加野台参三钱，其补破之力皆可相敌，不但气血不受伤损，瘀血之化亦较速，盖人之气血壮旺，愈能驾驭药力以胜病也。

【附案】邻村武生李卓亭夫人，年三十余。癥瘕起于少腹，渐长而上，其当年长者尚软，隔年即硬如石，七年之间，上至心口，旁塞两胁，饮食减少，时而昏睡，剧时昏睡一昼夜，不饮不食，屡次服药无效。后愚为诊视，脉虽虚弱，至数不数，许为治愈，授以拙拟理冲汤方（方中有三棱、莪术各三钱）。病人自揣其病断无可治之理，竟置不服。次年病益进，昏睡四日不醒。愚用药救醒之，遂恳切告之曰：去岁若用愚方，病愈已久，何至危困若此。然此病尚可为，慎勿再迟延也，仍为开前方。病人喜，信愚言，连服三十余剂，磊块皆消。惟最初所结之病根，大如核桃之巨者尚在。又加水蛭（不宜炙），服数剂痊愈。

乳香、没药解

乳香气香窜，味淡，故善透窍以理气。没药气则淡薄，味则辛而微酸，故善化瘀以理血。其性皆微温，二药并用为宣通脏腑流通经络之要药。故凡心胃、胁腹、肢体、关节诸疼痛皆能治之。又善治女子行经腹疼，产后瘀血作疼，月事不以时下。其通气活血之力，又善治风寒湿痹，周身麻木，四肢不遂及一切疮疡肿疼，或其疮硬不疼。外用为粉以敷疮疡，能解毒、消肿、生肌、止疼，虽为开通之品，不至耗伤气血，诚良药也。

按：乳香、没药，最宜生用，若炒用之则其流通之力顿减，至用于丸散中者，生轧作粗渣入锅内，隔纸烘至半熔，候冷轧之即成细末，此乳香、没药去油之法。

【**附案**】一人年三十许，当脐忽结癥瘕，自下渐长而上，初长时稍软，数日后硬如石，旬日长至心口。向愚询方，自言凌晨冒寒得于途间。愚再三思之，不得其证之主名，然即形迹论之，约不外气血凝滞。为疏方，用当归、丹参、乳香、没药各五钱，流通气血之中，大具融化气血之力，连服十剂痊愈。以后用此方治内外疮疡，心腹肢体疼痛，凡病之由于气血凝滞者，恒多奇效。因将其方登于三期四卷名活络效灵丹。

一少妇左胁起一疮，其形长约五寸，上半在乳，下半在胁，皮色不变，按之甚硬而微热于他处。延医询方，调治两月不效，且渐大于从前。后愚诊视，阅其所服诸方，有遵林屋山人治白疽方治者，有按乳痈治者。愚晓病家曰：此证硬而色白者，阴也。按之微热者，阴中有阳也。统观所服诸方，有治纯阴纯阳之方，无治半阴半阳之方，勿怪其历试皆不效也。亦俾用活络效灵丹作汤服之（此方原有作汤服、作散服两种服法，若作散服，每次四钱，温酒送下），数剂见消，服至三十剂，消无芥蒂。

一邻村妇人，心腹疼痛异常，延医服药无效，势近垂危。其家人夜走四五里叩门求方。适愚他出，长子荫潮为开活络效灵丹方授之。煎服一剂即愈。盖拟得此方以来，十余年间，治愈心腹疼痛者不胜计矣。

常山解

常山性凉，味微苦，善消脾中之痰，为治疟疾要药（疟疾皆系脾中多痰，凡久疟胁下有硬块名疟母者，皆系脾胀兼有痰也）。少服则痰可徐消，若多服即可将脾中之痰吐出。为其多服即作呕吐，故诸家本草皆谓其有毒，医者用之治疟，亦因此不敢多用，遂至有效有不效。若欲用之必效，当效古人一剂三服之法，用常山五六钱，煎汤一大盅，分五六次徐徐温饮下，即可不作呕吐，疟疾亦有八九可愈。

民纪六年，愚欲将《衷中参西录》初期付梓，时当仲夏，誊写真本，劳碌过度，兼受暑，遂至病疟。乃于不发疟之日清晨，用常山八钱，煎汤一大碗，徐徐温饮之，一次只饮一大口，饮至日夕而剂尽，心中分毫未觉难受，而疟亦遂愈。后遂变汤剂为丸剂，将常山轧细过罗，水泛为丸，桐子大，每服八分，一日之间自晨至暮服五次，共服药四钱，疟亦可愈。若病发时热甚剧者，可用生石膏一两煎汤，初两次服药时，可用此汤送服。西人谓病疟者有疟虫，西药金鸡纳霜，善除疟虫故善治疟，常山想亦善除疟虫之药品欤？

山楂解

山楂味至酸微甘，性平，皮赤肉红黄，故善入血分为化瘀血之要药。能除疝癖癥瘕，女子月闭，产后瘀血作疼（俗名儿枕疼）。为其味酸而微甘，能补助胃中酸汁，故能消化饮食积聚，以治肉积尤效。其化瘀之力，更能蠲除肠中瘀滞，下痢脓血，且兼入气分以开气郁痰结，疗心腹疼痛。若以甘药佐之（甘草蔗糖之类，酸甘相合，有甲己化土之义），化瘀血而不伤新血，开郁气而不伤正气，其性尤和平也。

女子至期月信不来，用山楂两许煎汤，冲化红蔗糖七八钱服之即通，此方屡试屡效。若月信数月不通者，多服几次亦通下。

痢疾初得者，用山楂一两，红白蔗糖各五钱，好毛尖茶叶钱半，将山楂煎汤，冲糖与茶叶在盖碗中，浸片时，饮之即愈。

《本草纲目》山楂后载有两方：一方治肠风下血，若用凉药、热药、补脾药俱不效者，独用干山楂为末，艾叶煎汤调下，应手即愈；一方治痘疹干黑危困者，用山楂为末，紫草煎酒调服一钱。

按：此二方皆有效验，故附载之。

石榴解

石榴有酸、甜二种，以酸者为石榴之正味，故入药必须酸者。其性微凉，能敛戢肝火，保合肺气，为治气虚不摄肺痨喘嗽之要药。又为治肝虚风动相火浮越之要药。若连皮捣烂煮汤饮之，又善治大便滑泻，小便不禁，久痢不止，女子崩带，以其皮中之液最涩，故有种种诸效也。

愚在籍时，最喜用酸石榴，及至奉天，欲用此物，恒遣人搜罗鲜果铺数十家，仅得一二枚，又恒有搜罗终日而一枚不得者。盖酸石榴必来自关里，本地之石榴则无一酸者，此或土地攸关欤？抑或酸石榴之种未至东省欤？愚今言此，欲医界同人若用石榴时，当自尝其果系酸者，而后可以之入药也。

【附案】 周姓叟，年近七旬，素有劳疾，且又有阿片嗜好。于季秋患温病，阳明腑热炽盛，脉象数而不实，喘而兼嗽，吐痰稠黏，投以白虎加人参汤以生山药代粳米，一剂大热已退，而喘嗽仍不愈，且气息微弱似不接续。其家属惶恐以为难愈，且谓如此光景难再进药。愚曰：此次无须用药，寻常服食之物即可治愈。为疏方，用生怀山药两半，酸石榴自然汁六钱，甘蔗自然汁一两，生鸡子黄四个，先将山药煎取清汤一大碗，再将余三味调入碗中，分三次温饮下，尽剂而愈。后屡用此方治愈多人，遂将其方登于《衷中参西录》，名之曰宁嗽定喘饮。

门生高如璧之父，曾向愚问治泄泻方，语以酸石榴连皮捣烂，煮服甚效。后岁值壬寅，霍乱盛行，有甫受其病泄泻者，彼与以服酸石榴方，泄泻止而病亦遂愈。盖霍乱之上吐下泻，原系肝木挟外感之毒克伐脾胃，乃当其病势犹未横恣，急以酸石榴敛戢肝木，使不至助邪为虐致吐泻不已，则元气不

滴，自可以抗御毒菌，况酸石榴之味至酸，原有消除毒菌之力乎（凡味之至酸者，皆善消）？古方治霍乱多用木瓜，取其酸能敛肝也，酸石榴之酸远胜木瓜，是以有效也。

邻村张氏妇，年过四旬，素患肺痨喘嗽，夜不安枕者已数年矣。无论服何药皆无效验。一晚偶食酸石榴，觉夜间喘嗽稍轻，从此每晚服之，其喘嗽日轻，一连服过三月，竟脱然无累矣。

龙眼肉解

龙眼肉味甘，气香，性平。液浓而润，为心脾要药。能滋生心血（凡药之色赤液浓而甘者，皆能生血），兼能保合心气（甘而且香者皆能助气），能滋补脾血（味甘归脾），兼能强健脾胃（气香能醒脾），故能治思虑过度，心脾两伤（脾主思，过思则伤脾），或心虚怔忡，寝不成寐，或脾虚泄泻，或脾虚不能统血，致二便下血。为其味甘能

培补脾土，即能有益肺金（土生金），故又治肺虚痨嗽，痰中带血，食之甘香适口，以治小儿尤佳。

【附案】一少年心中怔忡，夜不能寐，其脉弦硬微数，知其心脾血液短也，俾购龙眼肉，饭甑蒸熟，随便当点心，食之至斤余，病遂除根。

一六七岁童子，大便下血，数月不愈，服药亦无效。亦俾蒸熟龙眼肉服之，约日服两许，服旬日痊愈。

一妇人年四十许，初因心中发热，气分不舒，医者投以清火理气之剂，遂泄泻不止。更延他医投以温补之剂，初服稍轻，久服则泻仍不止，一日夜四五次，迁延半载以为无药可医。后愚为诊视，脉虽濡弱而无弦数之象，知犹可治。但泻久身弱，虚汗淋漓，心中怔忡，饮食减少，踌躇再四，为拟方，用龙眼肉、生山药、炒白术各一两，补脾兼补心肾，数

剂泻止，而汗则加多。遂于方中加生龙骨、生牡蛎各六钱，两剂汗止，又变为漫肿。盖从前泻时小便短少，泻止后小便仍少，水气下无出路，故蒸为汗，汗止又为漫肿也，斯非分利小便使水气下行不可。特其平素常觉腰际凉甚，利小便之药，凉者断不可服，遂去龙骨、牡蛎，加椒目三钱，连服十剂痊愈。

柏子仁解

柏子仁味微甘微辛，气香性平，多含油质。能补助心气，治心虚惊悸怔忡；能涵濡肝木，治肝气横恣胁疼；滋润肾水，治肾亏虚热上浮。虽含油质甚多，而性不湿腻，且气香味甘实能有益脾胃，《本经》谓其除风湿痹，胃之气化壮旺，由中四达而痹者自开也。其味甘而兼辛，又得秋金肃降之气，能入肺宁嗽定喘，导引肺气下行。统言之，和平纯粹之品，于五脏皆有补益，故《本经》谓安五脏也。宜去净皮，炒香

用之，不宜去油。

徐灵胎曰：柏得天地坚刚之性以生，不与物变迁，经冬弥翠，故能宁心神，敛心气，而不为邪风游火所侵克也。又曰：人之生理谓之仁，仁藏于心，物之生机在于实，故实亦谓之仁，凡草木之仁，皆能补心气，以类相应也。

周伯度曰：柏为百木之长，叶独西指，是为金木相媾，仁则色黄白而味甘辛，气清香有脂而燥，虽润不腻，故肝得之而风虚能去；脾得之而湿痹能通；肺得之而大肠虚秘能已。《金匮》竹皮大丸，喘加柏实者，肺病亦肝病也。盖妇人乳中烦呕，是肝气之逆，逆则不下归肾而上冲肺，柏实得西指之气能降肺以戢肝，喘宁有不止者乎？此与他喘证不同，故用药亦异也。

凡植物皆喜阳光，故树杪皆向东南，柏树则独向西北（不单西指），西北者金水合并之方也。且其实成于秋而采于冬，饱经霜露，得金水之气尤多。肝脏属木，中寄相火，性甚暴烈，《内经》名为将军之官，如骄将悍卒，必恩威并用而后能统驭之。柏子仁既禀金水之气，水能滋木，如统师旅者之厚其饷也。金能镇木，如统师旅者之严其律也。滋之镇之，则肝木得其养兼得其平，将军之官安其职矣。《本经》谓柏实能安五脏，而实于肝脏尤宜也。

曾治邻村毛姓少年，其肝脏素有伤损，左关脉独微弱，一日忽胁下作疼，俾单用柏子仁一两，煎汤服之立愈。观此，则柏子仁善于理肝可知矣。

大枣解

大枣味甘微辛，性温，其津液浓厚滑润，最能滋养血脉，润泽肌肉，强健脾胃，固肠止泻，调和百药，能缓猛药健悍之性，使不伤脾胃。是以十枣汤、葶苈大枣汤诸方用之。若与生姜并用，为调和营卫之妙品，是以桂枝汤、柴胡汤诸方用之。《内经》谓其能安中者，因其味至甘能守中也。又谓其能通九窍者，因其津液滑润且微有辛味，故兼有通利之能也。谓其补少气少津液者，为其味甘能益气，其津液浓厚滑润，又能补人身津液之不足也。虽为寻常食品，用之得当能建奇功。

周伯度曰：生姜味辛色黄，由阳明入卫，大枣味甘色赤，由太阴入营。其能入营由于甘中有辛，惟其甘守之力多，得生姜乃不至过守；生姜辛通之力多，得大枣乃不至过通，二药并用所以为和营卫主剂。

《本经》名之为大枣者，别于酸枣仁之小枣也。凡枣之酸者皆小，甘者皆大，而大枣又非一种，约以生食不脆、干食肉多、味极甘者为入药之品。若用为服食之物，而日日食之者，宜先用水将枣煮两三沸，迟一点钟将枣捞出（此时尝其煮枣之水甚苦，故先宜将苦水煮出），再用饭甑上蒸熟，则其味甘美，其性和平，可以多服久服，不至生热。

【附案】 邑中友人赵厚庵，身体素羸弱，年届五旬，饮食减少，日益消瘦，询方于愚，俾日食熟大枣数十枚，当点心用之。后年余觌面貌较前丰腴若干。自言：自闻方后，即日服大枣，至今未尝间断，饮食增于从前三分之一，是以身形较前强壮也。

表叔高福亭先生，年过五旬，胃阳不足，又兼肝气郁结，因之饮食减少，时觉满闷，服药半载，毫无效验。适愚远游还里，觌面谈及，俾用大枣六斤，生姜一斤，切片，同在饭甑蒸熟，白内捣如泥，加桂枝尖细末三两，炒熟麦面斤半，和匀捏成小饼，炉上炙干，随意当点心服之，尽剂而愈。

胡桃解（亦名核桃）

胡桃味微甘，气香，性温。多含油质，将油榨出，须臾即变黑色。为滋补肝肾，强健筋骨之要药，故善治腰疼腿疼，一切筋骨疼痛。为其能补肾，故能固齿牙，乌须发，治虚劳喘嗽，气不归元，下焦虚寒，小便频数，女子崩带诸证。其性又能消坚开瘀，治心腹疼痛、砂淋、石淋、杜塞作疼、肾败不能漉水、小便不利。或误吞铜物，多食亦能消化（试与铜钱同嚼，其钱即碎，能化铜可知）。又善消疮疽及皮肤疥癣头上白秃，又能治疮毒深入骨髓，软弱不能步履。

果之有核，犹人之有骨，是以骨亦名骸，其偏旁皆从亥也。胡桃之核，较他核为最大，且其中之仁，又含有多脂而色黑，其善于补骨，更能补骨中之髓可知（齿为骨之余，食酸齼齿者，嚼胡桃仁即愈，亦其能补骨之实征）。

曾治一幼童，五龄犹不能行，身多疮疡，治愈复发，知其父素有梅毒，此系遗传性病在骨髓也。为疏方，每剂中用胡桃仁八钱，佐以金银花、白鲜皮、土茯苓、川贝母、玄参、甘草诸药，如此方少有加减，服药二十余剂，其疮皆愈，从此渐亦能行步矣。

古方治虚寒喘嗽，腰腿酸痛，用胡桃仁二十两烂研，补骨脂十两酒蒸为末，蜜调如饴，每晨酒服一大匙，不能饮者热水调服。汪讱庵谓：补骨脂属火，入心包、命门，能补相火以通君火，暖丹田，壮元阳；胡桃属木，能通命门，利三焦，温肺润肠，补养气血，有木火相生之妙。愚常用之以治下焦虚寒之证，诚有奇效。

又前方加杜仲一斤，生姜炒蒜四两，同为丸，名青娥丸。治肾虚腰疼，而此方不但治肾虚腰疼也，以治虚寒腿疼亦极效验。

曾治一媪年过六旬，腿疼年余不愈，其脉两尺沉细，俾日服青娥丸月余痊愈。若虚寒之甚者，可于方中加生硫黄三两。至硫黄生用之理，观三期八卷所载服生硫黄法自明。

按：胡桃仁形状，殊似人脑，其薄皮上有赤纹，又极似人之脑神经，故善补脑。常食令人不忘，盖

·130·

精髓骨髓，本一气贯通，同属于肾，胡桃既善补肾强筋骨，其补脑也自属连带功能耳。

受业张方舆谨注

五味子解

五味子性温，五味俱备，酸、咸居多。其酸也能敛肺，故《本经》谓"主咳逆上气"；其咸也能滋肾，故《本经》谓其"强阴益男子精"。其酸收之力，又能固摄下焦气化，治五更泄泻，梦遗失精及消渴，小便频数，或饮一溲一，或饮一溲二。其至酸之味，又善人肝，肝开窍于目，故五味子能敛瞳子散大。然其酸收之力甚大，若咳逆上气挟有外感者，须与辛散之药同用（若干姜、生姜、麻黄、细辛诸药），方能服后不至留邪。凡入煎剂宜捣碎，以其仁之味辛与皮之酸味相济，自不至酸敛过甚，服之作胀满也。

邹润安曰：《伤寒论》中凡遇咳者，总加五味子、干姜义甚深奥，经云"脾气散精，上归于肺"，是故咳虽肺病，而其源实主于脾，惟脾家所散上归之精不清，则肺家通调水道之令不肃，后人治咳但知润肺消痰，不知润肺则肺愈不清，消痰则转能伤脾，而痰之留于肺者究凭消也。干姜温脾肺是治咳之来路，来路清则咳之源绝矣；五味使肺气下归于肾是治咳之去路，去路清则气肃降矣。合两药而言，则为一开一阖，当开而阖是为关门逐盗；当阖而开则恐津液消亡，故小青龙汤及小柴胡汤、真武汤、四逆散之兼咳者皆用之，不嫌其表里无别也。

萆薢解

萆薢味淡，性温，为其味淡而温，故能直趋膀胱温补下焦气化，治小儿夜睡遗尿，或大人小便频数，致大便干燥。其温补之性，兼能涩精秘气，患淋证者禁用，三期四卷醒脾升陷汤后曾详论之。

鸡内金解

鸡内金，鸡之脾胃也，其中原含有稀盐酸，故其味酸而性微温，中有瓷、石、铜、铁皆能消化，其善化瘀积可知。《内经》谓："诸湿肿满，皆属于脾。"盖脾中多回血管，原为通彻玲珑之体，是以居于中焦以升降气化，若有瘀积，气化不能升降，是以易致胀满。用鸡内金为脏器疗法，若再与白术等分并用，为消化瘀积之要药，更为健补脾胃之妙品，脾胃健壮，益能运化药力以消积也。且为鸡内金含有稀盐酸，不但能消脾胃之积，无论脏腑何处有积，鸡内金皆能消之，是以男子疝癖、女之癥瘕，久久服之皆能治愈。又凡虚劳之证，其经络多瘀滞，加鸡内金于滋补药中，以化其经络之瘀滞而病始可愈。至以治室女月信一次未见者，尤为要药，盖以其能助归、芍以通经，又能助健补脾胃之药。多进饮食以生血也。

【附案】沈阳城西龚庆龄，年三十岁，胃脘有硬物杜塞，已数年矣。饮食减少，不能下行，来院求为诊治，其脉象沉而微弦，右部尤甚，为疏方，用鸡内金一两，生酒曲五钱，服数剂硬物全消。

奉天大东关史仲埙，年近四旬，在黑龙江充警察署长，为腹有积聚，久治不愈，还奉求为诊治。其积在左胁下大径三寸，按之甚硬，时或作疼，呃逆气短，饮食减少，脉象沉弦。此乃肝积肥气之类。俾用生鸡内金三两，柴胡一两，共为末，每服一钱半，日服三次，旬余痊愈。

奉天海龙秦星垣，年三十余，胃中满闷，不能饮食，自觉贲门有物窒碍，屡经医治，分毫无效。脉象沉牢，为疏方，鸡内金六钱，白术、赭石各五钱，乳香、没药、丹参各四钱，生桃仁二钱，连服八剂痊愈。星垣喜为登报声明。

奉天大东关宋氏女，年十九岁，自十七岁时，胃有瘀滞作疼，调治无效，浸至不能饮食。脉象沉而无力，右部尤甚，为疏方，鸡内金一两，生酒曲、党参各五钱，三棱、莪术、知母各三钱，樗鸡（俗名红娘子）十五个，服至八剂，大小二便皆下血，胃中豁然，其疼遂愈。

盐山龙潭庄李氏妇，年三旬，胃脘旧有停积数年不愈，渐大如拳甚硬，不能饮食。左脉弦细，右脉沉濡，为疏方，鸡内金八钱，生箭芪六钱，三棱、莪术、乳香、没药各三钱，当归、知母各四钱，连服二十余剂，积全消。

友人毛仙阁治一孺子，自两三岁时腹即胀大，至五六岁益加剧，面目黄瘦，饮食减少，俗所谓大肚痞也。仙阁见拙拟期颐饼方后载，若减去芡实，可治小儿疳积痞胀、大人癥瘕积聚，遂用其方（方系生鸡内金细末三两，白面半斤，白沙糖不拘多少，和作极薄小饼，烙至焦熟，俾作点心服之），月余痊愈。

愚之来奉也，奉天税捐局长齐自芸先生为之介绍也。时先生年已七旬，而精神矍铄，公余喜观医书，手不释卷。岁在戊午，天地新学社友人，将《医学衷中参西录》初期稿印行于奉天，先生见书奇尝之。适于局中书记之夫人患癥瘕证，数年不愈，浸至不能起床，向先生求方，先生简书中理冲汤方（方载三期八卷）与之。且按方后所注，若身体羸弱，脉象虚数者，去三棱、莪术，将方中鸡内金改用四钱，服至十余剂痊愈。先生遂购书若干遍送友人，因联合同志建立达医院延愚来奉矣。

穿山甲解

穿山甲味淡，性平，气腥而窜，其走窜之性无微不至，故能宣通脏腑，贯彻经络，透达关窍，凡血凝血聚为病皆能开之。以治疗痈，放胆用之，立见功效。并能治癥瘕积聚，周身麻痹，二便闭塞，心腹疼痛。若但知其长于治疮，而忘其他长，犹浅之乎视山甲也。

疗痈初起未成脓者，愚恒用山甲、皂刺各四钱，花粉、知母各六钱，乳香、没药各三钱，全蜈蚣三条，服之立消。以治横痃（鱼口便毒之类）亦极效验。其已有脓而红肿者，服之红肿即消，脓亦易出。至癥瘕积聚，疼痛麻痹，二便闭塞诸证，用药治不效者，皆可加山甲作向导。友人黄星楼谓，身上若有血箭证，或金伤出血不止者，敷以山甲末立止，屡次用之皆效，蛤粉炒透用，惟以之熬膏药用生者。

蜈蚣解

蜈蚣味微辛，性微温，走窜之力最速，内而脏腑外而经络，凡气血凝聚之处皆能开之。性有微毒，而转善解毒，凡一切疮疡诸毒皆能消之。其性尤善搜风，内治肝风萌动，癫痫眩晕，抽掣瘛疭，小儿脐风；外治经络中风，口眼歪斜，手足麻木。为其性能制蛇，故又治蛇症及蛇咬中毒。外敷治疣甲（俗名鸡眼，为末敷之，以生南星末醋调敷四周），用时宜带头足，去之则力减，且其性原无大毒，故不妨全用也。

【附案】一媪年六旬，其腿为狗咬破受风，周身抽掣，延一老医调治，服药十余日，抽掣愈甚。所用之药，每剂中皆有全蝎数钱，佐以祛风活血助气之药，大致顺适，而未用蜈蚣。因为疏方，生黄芪六钱，当归四钱，羌活、独活、全蝎各二钱，全蜈蚣大者二条（方载三期七卷名逐风汤），煎服一剂抽掣即止，又服一剂永不反复。

奉天小西边门外，烟卷公司司帐陈秀山之幼子，年五岁，周身壮热，四肢拘挛，有抽掣之状，渴嗜饮水，大便干燥，知系外感之热，引动其肝经风火上冲脑部，致脑气筋妄行，失其主宰之常也。投以白虎汤，方中生石膏用一两，又加薄荷叶一钱，钩藤钩二钱，全蜈蚣二条，煎汤一盅，分两次温饮下，一剂而抽掣止，拘挛舒，遂去蜈蚣，又服一剂热亦退净。

奉天北陵旁那姓幼子，生月余，周身壮热抽掣，两日之间不食乳，不啼哭，奄奄一息，待时而已。忽闻其邻家艾姓向有幼子抽风，经愚治愈，遂抱之来院求治。知与前证仿佛，为其系婴孩，拟用前方将白虎汤减半，为其抽掣甚剧，薄荷叶、钩藤钩、蜈蚣其数仍旧，又加全蝎三个，煎药一盏，不分次数徐徐温灌之，历十二小时，药灌已而抽掣愈，食乳知啼哭矣。翌日，又为疏散风清热镇肝之药，一剂痊愈。隔两日其同族又有三岁幼童，其病状与陈姓子相似，即治以陈姓子所服药，一剂而愈。

奉天小西关长发源胡同吴姓男孩，生逾百日，周身壮热，时作抽掣，然不甚剧，投以白虎汤，生石膏用六钱，又加薄荷叶一钱，蜈蚣一条，煎汤分三次灌下，尽剂而愈。此四证皆在暮春上旬，相隔数日之间，亦一时外感之气化有以使之然也。

一人年三十余，陡然口眼歪斜，受病之边目不能瞬，用全蜈蚣二条为末，以防风五钱煎汤送服，三剂痊愈。

一小儿，生数日即抽绵风，一日数次，两月不愈。为疏方，用乳香、没药各三钱，朱砂、全蝎各一钱，全蜈蚣大者二条，共为细末，每小儿哺乳时，用药分许，置其口中，乳汁送下，一日约服五六次，数日痊愈。后所余药，又治愈小儿如此证者三人。因将其方载于三期七卷名之曰定风丹。

按：蜈蚣之为物，节节有脑，乃物类之至异者，是以性能入脑，善理脑髓神经，使不失其所司，而痫痉之病自愈。诸家本草，多谓用时宜去头足，夫去其头，即去其脑矣，更何恃上入脑部以理脑髓神经乎？且其头足黄而且亮，饶有金色，原其光华外现之处，即其所恃以治病有效之处，是以愚凡用蜈蚣治病，而必用全蜈蚣也。

有病噎膈者，服药无效，偶思饮酒，饮尽一壶而病愈。后视壶中有大蜈蚣一条，恍悟其病愈之由，不

·135·

在酒实在酒中有蜈蚣也。

盖噎膈之证，多因血瘀上脘，为有形之阻隔（西人名胃癌，谓其处凸起如山石之有岩也），蜈蚣善于开瘀，是以能愈。观于此，则治噎膈者，蜈蚣当为急需之品矣。为其事甚奇，故附记于此。

水蛭解

水蛭味咸，色黑，气腐，性平。为其味咸，故善入血分；为其原为噬血之物，故善破血；为其气腐，其气味与瘀血相感召，不与新血相感召，故但破瘀血而不伤新血。且其色黑下趋，又善破冲任中之瘀，盖其破瘀血者乃此物之良能，非其性之猛烈也。《本经》谓"主妇人无子"，因无子者多系冲任瘀血，瘀血去自能有子也。特是其味咸为水味，色黑为水色，气腐为水气，纯系水之精华生成，故最宜生用，甚忌火炙。《衷中参西录》三期八卷理冲丸论水蛭尤详，宜参观。

凡食血之物，皆能破血。然他食血之物，皆以嘴食血，而水蛭以其身与他物紧贴，即能吮吸他物之血，故其破瘀血之力独优也。至方书多谓必须炙用，不然则在人腹中能生殖若干水蛭，殊为无稽之谈。

曾治邑城西傅家庄傅寿朋夫人，经血调和，竟不产育。细询之，少腹有癥瘕一块。遂单用水蛭一两，香油炙透，为末。每服五分（若入煎剂当用二钱），日再服，服完无效。后改用生者，如前服法。一两犹未服完，癥瘕全消，逾年即生男矣。此后屡用生者治愈多人，惟气血亏损者，宜用补助气血之药佐之。

三期八卷理冲汤后，载有用水蛭治验之案，宜参观。

蝎子解

蝎子色青，味咸（本无咸味，因皆腌以盐水，故咸），性微温，其腹有小黄点，两行之数皆八，夫青者木色，八者木数，原具厥阴风木之气化，故善入肝经，搜风发汗，治痉痫抽掣，中风口眼歪斜，或周身麻痹，其性虽毒，转善解毒，消除一切疮疡，为蜈蚣之伍药，其力相得益彰也。

按：此物所含之毒水即硫酸也，其入药种种之效力，亦多赖此。中其毒螫者，敷以西药重曹或碱，皆可解之，因此二者皆能制酸也。

【附案】 本村刘氏女，颔下起时毒甚肿硬，抚之微热，时愚甫弱冠，医学原未深造，投药两剂无甚效验。后或授一方，用壁上全蝎七个，焙焦为末，分两次用黄酒送下，服此方三日，其疮消无芥蒂。盖墙上所得之蝎子，未经盐水浸腌，其力浑全，故奏效尤捷也。

又邻庄张马村一壮年，中风半身麻木，无论服何药发汗，其半身分毫无汗。后得一方，用药房中蝎子二两，盐炒轧细，调红糖水中顿服之，其半身即出汗，麻木遂愈。然未免药力太过，非壮实之人不可轻用。

蝉蜕解

蝉蜕尢气味，性微凉。能发汗，善解外感风热，为温病初得之要药。又善托疹瘾外出，有皮以达皮之力，故又为治疹瘾要药。与蛇蜕并用，善治周身癫癣瘙痒。若为末单服，又善治疮中生蛆，连服数次其蛆自化。为其不饮食而时有小便，故又善利小便；为其为蝉之蜕，故又能脱目翳也。

按：蝉蜕之能发汗者，非仅以其皮以达皮也，如谓以皮达皮即能发汗，何以蛇蜕不能发汗。盖此物体质轻而且松，其肉多风眼，中含氢气，与空气中氧气化合，自能生水（氢二氧一化合即成水），不待饮水而有小便，是以古人用蚱蝉（即蝉之身）亦能表发，以其所含之氢气多也。其蜕之发汗，亦以其有氢气耳。

蝉于昼鸣夜静，故亦止小儿夜啼，蝉声清脆，又善医音哑。忆民国二十五年秋，余友姚君鹤供职于天津邮政总局，素日公务忙碌，偶为外感所袭，音哑月余，余为拟方，用净蝉蜕（去足土）二钱，滑石一两，麦冬四钱，胖大海五个，桑叶、薄荷叶各二钱，嘱其用水壶泡之代茶饮，一日音响，二日音清，三日痊愈。以后又用此方治愈多人，屡试屡验。

受业孙静明谨识

羚羊角解

羚羊角天生木胎，具发表之力，其性又凉而解毒，为托表麻疹之妙药。疹之未出，或已出而速回者，皆可以此表之，即表之不出而毒气内陷者，服之亦可内消。为其性原属木，故又善入肝经以治肝火炽盛，至生眼疾，及患吐衄者之妙药。所最异者性善退热却不甚凉，虽过用之不致令人寒胃作泄泻，与他凉药不同。愚生平用此救人多矣，三期疹毒门、霍乱门，皆有重用羚羊角治愈之案可参观。至于犀角亦可治吐衄、荨麻疹，而此时真者极少，且其功效亦不如羚羊角也。五期二卷中载有羚羊角辨可参观。

血余炭解

血余者，发也，不煅则其质不化，故必煅为炭，然后入药。其性能化瘀血生新血，有似三七，故善治吐血、衄血。而常服之又可治痨瘵，因痨瘵之人，其血必虚而且瘀，故《金匮》谓之血痹虚劳。人之发，原人心血所生，服之能自还原化，有以人补人之妙，则血可不虚，而其化瘀之力，又善治血痹，是以久久服之，自能奏效。其性又能利小便（《金匮》利小便之方，有膏发煎），以人之小便半从血管渗出，血余能化瘀血生新血，使血管流通故有斯效。其化瘀生新之力，又善治大便下血腥臭，肠中腐烂，及女子月信闭塞，不以时至。

【附案】 愚舅家表弟，年二十岁，大便下血，服药不愈，浸至下血腥臭，又浸至所下者杂以脂膜，且有似烂炙，医者诿谓不治。后愚往诊，视其脉数而无力，投以滋阴补虚清热解毒之剂，煎汤送服血余炭一钱，日服两次，旬日痊愈。至于单用之以治吐血、衄血，更屡次获效矣。

制血余炭法：用壮年剃下之发，碱水洗净，再用清水淘去碱味，晒干用铁锅炮至发质皆化为膏，晾冷，轧细，过罗，其发质未尽化者，可再炮之。

指甲解

指甲一名筋退，乃筋之余也。剪碎炮焦，研细用之。其味微咸，具有开破之性，疮疡将破未破者，敷之可速破。内服能催生下胎衣，鼻嗅之能止衄血，点眼上能消目翳。愚自制有磨翳药水（载三期八卷），目翳厚者，可加指甲末与诸药同研以点目翳，屡次奏效。

第四期第五卷

阿斯必林（Aspirin）
又作阿司匹林

阿斯必林为白色针状结晶，其纯系结晶而无粉末者佳。其原质为撒里矢尔酸及硝酸化合，故其味甚酸，其性最善发汗、散风、除热及风热着于关节作疼痛；其发表之力又善表痧疹；其退热之力若少用之又可治虚劳灼热、肺病结核。

按：阿斯必林在西药中为晚出，而其功用最著。其性少用则凉，多用则热。温病初得用一瓦，白糖冲水送下，可得凉汗而解。若伤寒初得用瓦半，生姜、红糖煎汤送下，可得热汗而解。风热留于关节作疼痛者，先服一瓦或一瓦强，白糖水送下，令周身皆出汗后，则每服半瓦，不令出汗，日服三次，或三次中有一次微似有汗者亦佳。如此数日，其

疼可愈。若其人身体虚弱者，可用生怀山药六七钱煮作茶汤送服。若脾胃虚弱者，可用健补脾胃之药煎汤送服。大抵皆疼之因热者宜之，而因寒者不宜也。至于善表痧疹尤有奇效。

曾治一幼女，温病旬余不愈，先用凉药清其热，热退仍烦躁不安，后与以阿斯必林，发出白痧若干而愈。又曾治一少年，温病阳明腑实，脉虽有力而兼弦。投以白虎加人参汤，大热已退，精神转形骚扰，亦与以阿斯必林，遍身出疹而愈。至于初病用之发表而出痧疹者，尤不胜计也。至于虚劳发热脉数，屡用滋阴退热之药不效，可于服汤药后，少服阿斯必林（一瓦可分四次服）不令出汗，日服两次则发热与脉数

必易愈。又治肺结核证，可用阿斯必林、朱砂等分，粉甘草细末与前二药相并之分量，同水和为丸，桐子大，每服十丸，或多至十二三丸，日服三次。

受业孙静明按：民国廿四年冬，内子偶感风寒遍体痛疼异常，且其痛无定处。余以诸活血散风药与之不效，后服阿斯必林一片，随将寿师之活络效灵丹服下，霍然痊愈。

安知必林[1]（Antipyrinum）
省作安比，又作安替派林

安知必林为白色无臭结晶性之粉末，或为光泽如脂肪之白色小叶状结晶。味微苦，此药由煤淄用化法而得，为其解热最有功效，故亦名解火冰。凡肺痨发热、阴虚发热、外感寒温发热、疹瘾发热、间歇热、回归热皆能治之。又能镇急性关节偻麻质斯，镇疼镇痉，愈偏正头疼及气管炎、肋膜炎、溺道炎一切热证。然治外感之热，仍宜与中药石膏、知母诸药并用。治内伤之热，仍宜与中药地黄、玄参诸药并用。西药治其标，中药治其本，标本并治，奏效必速也。每日用数回，每回之量0.5[2]多可至1.0，小儿斟酌少用，外用可为皮下注射剂及灌肠剂。

治热性诸病关节偻麻质斯及神经痛　安知必林3.0，桂皮舍利别20.0，水50.0，上混和视病之轻重，或日服三回，为二日之量，或日服六回，为一日之量。

治加答尔性肺炎之高度发热　安知必林2.0，单含20.0，馏水100.0，上调和，每三分钟服一食匙。

按：安知必林具有发表之性，人服之，间有发疹者，然非若时气之疹，药力歇后即消。为其具有发表之性，服之亦能出汗，而其祛风之力究不如阿斯必林，故其治关节偻麻质斯逊于阿斯必林，而其镇痛之力胜于阿斯必林。

---

❶ 安知必林：即安替比林，吡唑酮类解热镇痛药。

❷ 0.5：剂量单位参考第四期例言，余同。

别腊蜜童❶
（Pylamidonum）

本品为白色微细之结晶，系奇美企儿亚米度及安考必林相合制出。其功用同于安知必林，而非常峻烈。其解热之力较强于安知必林三倍，且其力持续甚久，为解热之妙药。对于肠窒扶斯❷之热，尤有佳良之效。果能使全身热状轻减，睡眠安静，神识明了。并治一切脏腑炎证，皆有确实之效验。又为镇痛要药，凡头筋骨痛酸，兼神经痛、坐骨神经痛、三叉神经痛等，皆能治之。其用量每次0.2至0.5。

治肠窒扶斯　别蜡蜜童1.2，分为十二包，每两时服一包。

安知歇貌林❸（Antife Brinum）省文歇貌林，又作阿司炭尼利

安知歇貌林为无色无臭之菱角板状及小叶状结晶，微含烧味。其原质为有机酸与亚尼林之化合。为解热之要药，是以有退热冰之名。实验其退热之力，较安知必林强四倍，服后能使人之温度降下三度，脉搏亦减少。治急性关节偻麻质斯、神经疼、偏正头疼、女子月经疼。外用于创伤，疗法为撒布药，制止其化脓。用量每次0.25至0.5。

治肺痨发热　安知歇貌林0.05至0.1，白糖0.3，混和一次服，三时服一次。

治肠窒扶斯（寒温发热时）　安知歇貌林0.25，白糖0.5，混和一次服，一日服四次。

按： 安知歇貌林退热之力最优，而稍有发表之性。

曾治一五六岁幼女，外感灼热，苦于服药，强灌之则呕吐，遂与以安知歇貌林十分瓦之三，和以乳糖，为一日之量，俾分三次服下。因甚忙碌不暇为之分包，切嘱其到家自分。之后竟忽愚

---

❶ 别蜡蜜童：即匹拉米洞。
❷ 肠窒扶斯：伤寒（Typhoid Fever）的音译词。
❸ 安知歇貌林：即乙醯苯胺，具有解热镇痛作用。

·142·

所嘱，分作两次服下，其周身陡然尽凉，指甲嘴唇皆现青色，其父急来询问。愚曰：此无恐，须臾即愈矣。果其父回视安然已愈。愚于斯自咎不慎，后凡以西药与人，俾作几次服者，必定分作几包。

又治一三岁幼童，因失乳羸弱发热，后又薄受外感，其热益甚。为近在比邻，先与以安知歇貌林十分瓦之一弱，俾和以白糖一次服下。至一点钟许，周身微似有汗，其热顿解，迟半日其热又作，又与以前药，服后仍如旧。翌日又与以安知歇貌林十分瓦之一弱，仍和白糖服下，迨微汗热退后，急用生怀地黄一两，煎汤一大盅，俾分两次温服下，其热从此不再反复。盖此证有外感之实热，兼有内伤之虚热，以安知歇貌林退其实热，即以生地黄退其虚热，是以病能痊愈也。

或疑西药恐有难与中药并用之处，此原近理，而愚恒中西药并用者，因确知其药之原质及其药之功用，而后敢放胆并用也。

弗那摄精[1]
（Phenacetinum）

本品为无色有光泽小叶形结晶，系巴拉尼笃罗弗诺儿与那笃伦卤液制成。其功用类似安知歇貌林，而性较和平，在有机性新药中能保其地位者也。其解热镇痉、镇痛之效，无一不与安知歇貌林同。服其0.25已能减热，服其0.4至0.6即大能解热，无不快之副作用。然于虚热之肺痨家，宜斟酌慎用，恐因出汗致虚脱形状。

撒里矢尔酸那笃僚谟[2]
（Natrium Salicylicum）

省文撒曹，又作纳柳矾

本品为白色无臭鳞屑状结晶，或结晶性粉末。味甘咸而稍带辛辣，其原质存于杨柳外

---

❶ 弗那摄精：即非那西丁，又名醋酰氧乙苯胺，解热镇痛药。

❷ 撒里矢尔酸那笃僚谟：即水杨酸钠，解热镇痛药和抗风湿药。

皮中，后又可用焦酸钠化炭氧强治三者化合而得。性凉而散，善治急性偻麻质斯，退热消炎、镇神经疼、偏头疼，又善治糖尿证，即消渴，外用敷癞疮及皮肤瘙痒。

治急性气管炎、新伤风咳嗽　柳酸 1.0，白糖 1.0，混和为一包，临卧时作一次服。

治糖尿病　柳酸、臭曹、重曹各 15.0，混合分作十三包，每次服一包，日三次。

撒鲁儿❶（Salolum）

又作撒娄

本品为白色结晶，形如砂粒或粉末。每百分中有柳酸六十分，石碳酸四十分。尝之无味，臭之微香，为解热之品。用于关节偻麻质斯及赤痢虎列拉，皆有效力。又具有防腐之力，治膀胱加答尔及淋浊。外用治溃疡，为撒布药。又可为喉舌诸病含漱药，其用量每次 0.5 至 1.0。

按：撒鲁儿治淋之效力，不如骨湃波，而清热之力过之。淋证初得，多含有热性，治以骨湃波，佐以撒鲁儿最为

得宜。

规尼涅❷（Chininum Hydiochloiicum）

即金鸡纳霜

本品其原质存于规那树皮中。其树产于南美及非洲，用其皮制为霜，有再制以盐酸者，名盐酸规尼涅，省文曰盐规，为光泽白色细针状结晶。有再制以硫酸者，名硫酸规尼涅，省文曰硫条，状似粉末，微有光泽。味皆极苦，皆善退热（二种盐规较优）。对于间歇之热尤宜。故为治疟疾之特效药。又能增长胃液，多进饮食，能增大红血球，使血脉充足，故又为健胃养血要药。其退热之力，对于肺炎及肠窒扶斯之热，亦能奏效。虽为退热之药，实为补益之品。其用量自 0.5 至 1.0。

治漫性贫血　盐规 1.0，硫酸 0.5，单含 30.0，馏水 170.0，混合为一日之量，分

---

❶ 撒鲁儿：亦称萨罗，即水杨酸苯酯。

❷ 规尼涅：即奎宁，抗疟药，是从金鸡纳树皮中提取的一种生物碱。

四次服。

按： 规尼涅西人谓治肠室扶斯之热。

然愚曾治一童子，温而兼疟，东医屡治以规尼涅不效。后愚用白虎汤清温病之热，而间歇热仍在，继用盐规一瓦半，于热未发之前十句钟作两次服下，间歇之热亦愈。由斯见规尼涅治寒温之热，远逊于生石膏也。且自此病治愈后，因悟得规尼涅原可为治疟疾良药，而恒有屡次服之不愈者，其人不必兼有温病之热，亦恒先有伏气化热。若在夏秋之交，又恒有暑气之热留中，但恃屡用规尼涅以退其热，药力原有不足之处。是以愚凡治疟，遇脉象洪实者，必先重用生石膏清之，而后治以规尼涅，无不愈者。近治友人陈丽生君，初秋病疟。丽生原知医，自觉热盛，用生石膏二两煎汤，以清其热，至发疟之日，于清晨又服规尼涅一瓦弱。其日疟仍发，且疟过之后，仍觉心中发热，口苦舌干，大便干燥，小便短赤，因求愚为诊治。其脉象左右皆弦，原是疟之正脉，惟其右部弦而且长，按之甚硬。而其阳明郁有实热，因自言昨日服生石膏二两心中分毫未觉凉，且大便仍然干燥，小便仍然短赤者何也？答曰：石膏微寒《本经》原载有明文，兄之脉火热甚实，以微寒之石膏仅用二两以清之，其何能有济乎！今欲治此疟，宜急用生石膏细末一斤，煎汤两大碗，分多次徐徐温饮之，觉火退时即停饮，不必尽剂，翌晨再服规尼涅如旧量，疟即愈矣。丽生果如法服之，其疟遂愈。所煮石膏汤已尽量饮尽，大便并未滑泻，然此特蓄热之甚重者也。若其轻者，于服规尼涅之前，必先用生石膏一二两煮水饮之，则所蓄之热可清，再服规尼涅以治其疟自易愈也。

乌罗特罗宾❶
（Urotropinum）

本品为白色结晶性之粉末，无臭气味，初甘后略苦，系锤化与袂毛地海相合制成。有利尿、溶解尿酸及防腐之效。善治膀胱炎、肾盂炎，为散剂，或和于曹达水（即水中少加曹达）而用之，若寒温之热在半表半里，宜同规尼涅用之。其用量一日三次，每次0.5~1.0。

盐酸（Acidum Hydro-chloricum）又作盐强酸

本品为格鲁儿水素瓦斯之水溶液，系澄明无色之液。在火气中则发白雾，热之则全行发挥。若用盐酸一分，释以馏水二分，为处方常用之盐酸，药房名为稀盐酸。若用时仍须以馏水释之，能制胃中异常发酵，夏月下利及一切发热之证。此属剧烈之品，贮藏宜密。

治急性胃加答尔 稀盐酸1.5，馏水180.0，皮舍20.0，调和，每食后服一食匙。

盐酸歇鲁茵❷（Heroi-num Hydrochloricum）

又作嚇啰印

盐酸歇鲁茵为白色结晶性粉末，微有苦味。系用莫儿比涅与盐化亚舍知尔加热而制。为歇鲁茵又以歇鲁茵溶解于盐酸而得之，常为莫儿比涅及古垤乙涅之代用品。于气管支加答尔，为镇制咳嗽刺激之用。于肺痨者之咳嗽尤有良效。惟不可配合于重碳酸那笃儒谟及亚尔加里性药质同服。此属剧烈之药，宜用暗色瓶贮藏，其用量0.001至0.003。

治气管支喘息 安知必林0.5，盐酸歇鲁茵0.005至0.01，乳糖0.3，共研，发作时作一次服。

治急性胃加答尔（疼痛时用之） 盐酸歇鲁茵0.05，盐水10.0，调为皮下注射料，用半筒至一筒。

---

❶ 乌罗特罗宾：即乌洛托品。
❷ 盐酸歇鲁茵：即盐酸海洛因。

旃那叶[1]（Folia Sennae）旧译作辛那、森那，俗名泻叶

旃那叶状如小淡竹叶，淡绿微带黄色，无臭无味，产于印度伊及等处之次明科。其性能增进大肠之蠕动，又能增添胆汁（胆汁注于肠者多则大便易通）。所以善通大便燥结，为缓下之品，实无猛烈之性，不至伤人气分。兼治女子月闭。若煎服浸服（煎之一沸即可，浸之宜用盖碗浸饮两次），其用量自2.0多至3.0，为末服之自1.0多至2.0。

治大便秘　旃那浸（20.0）150.0，硫苦30.0，覆盆子舍20.0，上调和，每二时服一食匙。

蓖麻子油（Oleum Ricini）省文作蓖麻油，亦作蓖麻子油

蓖麻子油为大戟科植物种子之脂肪，乃极浓厚之液，晶莹透彻，近于无色有微带黄色者。味微辛，其油不为肠壁所吸收，且滑能去着，味辛又善开通，故肠中之凝皆可随之而下，为通肠结之要药，兼治赤痢及肠急性加答尔（疼肿），用量每服15.0多至30.0，用开水一盅将油浮其上饮之。

治赤痢及肠性加答尔　蓖麻油15.0至20.0，薄荷油一滴，作一次服。

按：蓖麻子在中药原为剧烈之品。壮人只服五粒，若服过五粒即可吐泻交作，而西人制为油，其性转平和。闻西人制此油时，屡次将其浮头之沫取出，想其剧烈之性皆在于沫，去其沫即所以去其毒也。愚治多日大便不通遍服他药皆不效者，恒重用蓖麻子油八钱，服后并不觉瞑眩，大便遂即通行，又不至伤人气分，其性甚和平可知。惟胃气不降者（胃气以息息下降为顺），服后间有恶心之时，若欲防其恶心作呕吐，可用生赭石细末三钱与蓖麻子油并服，既可止呕吐，而其通便之力亦愈大。若不欲服生赭石末者，可用生赭石细末一两，煎汤一大盅，将

---

❶ 旃那叶：即番泻叶。

蓖麻子油调其中服之。然既用赭石，蓖麻油分量亦宜斟酌少用。

硫苦[1]（Magnesium Sulfurium），又名镁硫强矾又作镁磺氧

硫苦为无色棱柱状或细针状之结晶，味苦微咸微辛，用朴硝同硫酸制出，故俗名洋朴硝。为下药中清凉之品，不但泻有形之积，并能泻血液肠管中诸火热。善治大便闭结、小便砂淋、急性胃加答尔、肠炎、肾炎、女子子宫炎、热性痢疾、脚气，又善泻三焦水道之水。因其性寒有降下之力，兼有助肠蠕动之能，故有种种诸效也。其用量自 10.0 至 30.0，若接触于干燥大气，即稍稍风化，宜密封贮之。

治热性赤痢　硫苦 20.0，苦丁（用陈皮、龙胆各五分，豆蔻三分所浸之酒）2.0，馏水 200.0，混和，一日三次，二日分服。

治脚气　硫苦 20.0，稀盐酸 1.0，馏水 200.0，混和，一日三次，二日分服。

治砂淋　硫苦 10.0，火硝 10.0，混和，分三次服，为一日之量。

按：硫苦为西医最常用之药，且其服法恒一刻钟服少许，使药力接续不断，其效尤易。

甘汞（Hydrargyrum Chloratum）名亚格鲁儿汞，又名水银粉（Calomelas）即加路宋

甘汞其制法种种不同，有以四分升汞与三分水银制成者，有以硫酸酸化水银三分，水银、食盐各一分制成者。为白色微带黄色之重粉末，在大气中不变化，酒精及依的儿皆可能溶解之。若着于黏膜及溃疡而呈腐蚀作用，以少量续内服，则现水银之固有作用而流涎。多服可通大便，少服亦可通小便。又善消除霍乱（西人名虎列拉）毒菌及梅毒入骨、遗传性梅毒。能制肠胃之发酵，故善治赤痢初起，小儿夏月下痢用之尤宜也。惟不宜与

————

❶ 硫苦：即硫酸镁。

貌罗谟化合物、沃度化合物、含青酸之药物等同服。

治虎列拉　甘汞 0.2，乳糖 0.3，混和，为一包，每 20 分钟服一包。

治脑充血　甘汞 0.5，乳糖 0.5，作一次服。

治赤痢　甘汞 0.5，乳糖 3.0，共分为四包，先服一包，与蓖麻子油 20.0 同服，然后每三时单服甘汞一包。

治遗传性梅毒　甘汞 2.0，白糖 10.0，分十五包，朝夕各服一包。

食盐（Natriun Chloratun）

食盐即格鲁儿加僭谟，非海中所出之盐，火硝中所出之盐也。其咸亚于海盐，为硝之性善消善通，故食盐亦具通消之性，内服可促胃液分泌，并白布圣之析出，以助淀粉性及蛋白性食物之消化。外用为注射料，可愈霍乱。当血脉闭塞之时以之注射于血管，其咸也能益血（血味咸），兼能除菌（凡毒物淹咸则毒减），而其流行性，又能通血脉之闭也。又

用为灌肠料，可通燥结。以其通消之性，既能开结，而其咸寒之性，又能软坚润燥也。

抱水格鲁拉尔❶
（Chloralum Hydratum）
又名绿养冰，又名作哥拉

抱水系亚舍答儿亚尔垤非笃三格鲁儿之化合物，为无色透明菱角系之结晶，味微苦，有窜透性之臭气，为催眠药之最有力者。其性能麻痹脑筋，故能制止痫疯及诸般抽掣疼挛诸证。属剧烈之药，感触日光则呈酸性反应，在温处亦稍挥散，宜避日光在冷处贮藏。有心脏疾患者不可多用，一次之极量为 2.0，一日之极量为 6.0。

治小儿急惊疯　抱水 1.0，作一次服。

按：抱水治痫风，实强制其脑筋，不使妄行，药力歇后仍然反复。愚治痫风恒用抱水与臭剥、臭素、安母纽谟各一瓦，共研，分一次服，为一日之量，强制痫风不发。又每兼

---

❶　抱水格鲁拉尔：即水合氯醛，镇静催眠药。

服中药，以除病根，愈者甚多，其法详于赭石条下。

貌罗谟加僭谟[1]
（Kalium Bromatum）
一名臭素加里，省文臭剥

貌罗谟安母纽谟[2]
（Ammonium Bromatum）
一名臭素安母纽谟，
省文臭铔

貌罗谟那笃僭谟[3]
（Natrium Bromatum）
一名臭素那笃僭谟，
省文臭曹

貌罗谟加僭谟其原质为盐基系貌罗与加僭谟相合制成，为光泽白色之结晶性骰子形，味咸而兼辛，乃麻醉镇痉、镇疼药也。在神经系统能呈镇静作用，故为神经性诸病及癫痫病之特效药，至神经不眠、酒客谵妄、妊妇呕吐、产妇急痫、小儿急惊、痉挛蹈舞、遗精等证用之皆有效。然多用长用则伤胃肠，损记忆知觉，并黏膜肿，皮肤起疹。此为平和之品，

寻常服量自 1.0 至 2.0，若治痫疯初起，日服 5.0，至三周可渐增至一日 10.0。

臭素安母纽谟有无色结晶或白色结晶性之粉末，味同臭剥。臭素那笃僭谟为白色结晶性之粉末，二药之主治与用量，大概与臭剥相同，以其皆为盐基之药也。因治法不同，其性亦微有异。那笃僭谟不甚损人记忆知觉，伤胃则甚于臭剥。至安母纽谟则鲜害胃肠，故宜为臭剥那笃僭谟之伍药，医者处方恒三者等分用之。

按：此三种药，统名貌罗谟亚尔加里盐，性原相似，而实以臭剥为主。愚恒单用之，功效颇著，以治梦遗不眠，可于临睡时服一瓦半。以镇诸疼可服两瓦，以治破伤后剧疼可服三瓦，使伤处麻痹其疼立止。若用其渐渐加多，以治痫疯之法，亦恒有效。然愚治痫疯，恒以西药治其标，中药治其本，则奏效尤速。至于制剧甚之呕吐，愚常用臭剥两瓦，

---

[1] 貌罗谟加僭谟：即溴化钾。
[2] 貌罗谟安母纽谟：即溴化铵。
[3] 貌罗谟那笃僭谟：即溴化钠。

再用赭石细末煎汤送之，较单用臭剥者更效验。

依的儿[1]（Aether）

名伊打

依的儿由硫酸及酒精制出，为无色透明流液，具有极强之挥发性，有特异之香气，尝之有热力，易于燃着，用时宜远火。其作用大半似阿罗芳谟，用于外肤为局部之麻醉品，初觉灼热，继则清凉，又继则全无知觉。若由鼻吸其蒸气，可使全身麻醉，其用法详于外科手术书。内服对于一切虚脱状态及忽然昏倒用之，可以兴奋回苏。又善治痉挛呕吐、诸般疼痛、胆石及石淋，用量三滴至五滴，服法或滴于白糖或盛于胶囊。

按：依的儿为麻醉之品，实具兴奋之性，猝然昏倒者服之，或可奏回苏之功，至虚脱之证其下脱者，或亦可用之。若其人孤阳上越，元气游离，现种种上脱之证，此药断不宜用。此等证阅山萸肉解自知治法。

喝罗芳谟[2]（Chloro-formi）又作哥罗芳

喝罗芳谟为易于流动澄明无色之液，味热而甘。以化学家言之，其原质系三格儿美企儿。在皮肤上之作用类依的儿。然挥发之性少，故令人起清凉及失知觉之力，稍逊于依的儿。除依的儿之外，若吸其蒸气为最佳之全身麻醉药。内服所主之证，亦与依的儿相同，服其少量，兼能流通血脉，其极稀薄之液（即喝罗芳谟水）为最良之防腐药。

治胆石 喝罗芳谟 5.0，浓厚酒精 40.0，护谟和剂 150.0，调和，日服三次，每次一食匙。

按：此方可兼治石淋。

治女子月经困难 喝罗芳谟 5.0，樟脑 0.02，依的儿 1.5，密儿拉丁 1.5，护谟浆 1.0，馏水 50.0，调和，每十

---

[1] 依的儿：即乙醚，吸入性麻醉药。

[2] 喝罗芳谟：即氯仿，曾用作麻醉剂，因对心脏和肝脏有损伤，已弃用。

五分钟服一食匙。

按：用嗄罗芳谟等药俾人全身麻醉，以便手术，间有性命危险。西医研究其故，各有论说而纷不一致，以愚所见闻者，凡有危险多在气分虚弱之人。

曾在邻村张家寨治一少妇，大气下陷证。服药十余剂始愈。隔二年又至其处，乃知此妇因手背生疮，西医欲用手术，先熏以蒙药，竟未苏醒。因其向日大气之陷者虽复，而其大气究欠充实也。愚所见闻罹此险者，非仅此人。而胸中大气之虚弱，大抵类于此人，欲施蒙药者，尚其有鉴于此，而先详核其胸中大气之虚实哉。

实芰答里斯叶[1]

（Folia Digitalis）俗名毛地黄，一作地治达利

实芰答里斯叶系欧洲所产玄参科二年生草之叶，叶体绉缩而薄，为长卵圆形，长三十仙迷，广十五仙迷。为心脏强壮药，最有效力，镇制心机亢进，兼有利尿作用。于心脏诸病及炎性诸证，均为要药。用量一次 0.02 至 0.15，极量一次为 0.2。通常多为浸剂，药局制有实芰答里斯丁几（酒也）。

治肺炎脉甚频数者　实芰叶浸（0.1 至 0.5）100.0，覆盆子舍 10.0，调和，一日间分四次服之。

治心脏衰弱脉数无力　实芰叶浸（0.5 至 1.0）100.0，斯独落仿斯丁几 1.0，嗟舍 10.0，调和，分三次至六次服。

按：助心之药能使脉跳动有力，其跳动或因之加速，至治脉数之药或为麻醉之剂，或为退热之品，又皆能使跳动减数。至实芰答里斯能使脉搏舒缓，更能使脉体充实，真善于理心之药也。

斯独落仿斯精[2]
（Strophanthi）

---

[1]　实芰答里斯叶：即洋地黄。
[2]　斯独落仿斯精：即毒毛旋花子。

斯独落仿斯丁几[1]
(Tinctura Strophanthi)

斯独落仿斯精系白色结晶性之粉末。其原质存于热带亚斐利加所产夹竹桃科蔓生灌木之种之中，其作用颇似实芰答里斯。用于心脏筋肉衰弱，心脏瓣膜障害，肺叶肿胀呼吸有碍，肾脏发炎漉水不利者，皆为要药。其用虽一次0.0002至0.0005。

斯独落仿斯丁几系用斯独落仿斯丁一分，浸于酒精十分所制之黄色苦味液，医者多用此代斯独落仿斯精。其用量一次二滴至六滴。

治肾炎水肿　斯独落仿斯丁2.10，日服三次，每次五滴至十滴。

治加答尔肺炎　斯独落仿斯丁1.0至2.0，橙皮舍20.0，馏水180.0，调和，日三次，每服用量一食匙。

安母尼亚茴香精
(Spirtus Ammoniae foeniculatus)

安母尼亚茴香精为澄明微黄色或黄色之液，以入水中则如乳色之白，味微咸，有芳香之气，其原质存于鹿角茸中。鹿角茸之补力，赖有阿母尼亚火山之旁亦可取之制以茴香，则温补之力愈大。服之如饮醇酒，令人面色顿红，是以脑寒亏血者宜之，寒痰留滞者宜之。其用量自五滴至十滴。

治小儿吐泻　安母尼亚茴香精10.0，依的儿精10.0，调和，半时服三滴至七滴。

治肺脏萎缩　安母尼亚茴香精二滴至五滴和于馏水而用之。

安息香酸那笃馏谟
(Natrium Beuzoicum)

本品由安息香酸精制而出，为无色晶形或结晶性粉末。盖安息香酸为安息香脂主要之成分，占芳酸类之第一位。有防腐灭菌之功效，而内服则刺激黏膜诱起炎证，吸入其粉末则喷嚏咳嗽。制为那笃

----

[1]　斯独落仿斯丁几：即1%毒毛旋花子苷溶液。

僧谟则无斯弊，且能利痰、治尿酸，兼有助人兴奋作用。其用量每次 0.3 至 1.0。

治小儿吐泻　安息香酸那笃僧谟 0.5，再馏酒精 2.0，单舍 15.00，馏水 100.0，共调和，每一时服一小儿匙至二小儿匙。

含糖白布圣（Pepsinum Saccharatum）

含糖白布圣系吃乳小猪、小牛之胃液，搀糖制成白色淀粉，味甘性微温。最能增益胃液消化饮食，为最和平之品，多服少服皆可。然日日服之以化食，则脾胃生依赖性，将有不服之，即难于化食之时，若欲久服者，以健补脾胃之药辅之，则无斯弊。

按：白布圣消食之力仍不如鸡内金，然加以糖制，其味甘甜虽似淀粉，水沃之仍为清液，以治小儿最易服食。愚恒用生山药末熬粥送服此药两瓦，最能治虚劳发热，或喘或嗽，或饮食不化乳糜，身体羸瘦。若不能多服粥者，可煮生山药浓汁与此药同服。

石碳酸（Aciduma Carbolicum）

本品自石碳中制出，系细长尖锐无色之结晶，相集团结而为块，有特异之臭气及如烧之味，为防腐消毒最要之药，制止发酵之力最强。以本品或浓厚溶液接触于皮肤黏膜，则局部呈白色而失感觉，终则成为痂皮而剥离。遇胃肠异常发酵及糖尿等可内服。一次之极量为 0.1，一日之极量为 0.3。外用于诸般创伤之疗法，以百分三之溶液为制造绷带之料，百分五之溶液为外科手术及器械消毒之用。然内服之时，往往起中毒作用，侵神经中枢，由呼吸器麻痹而致死。其吸收于创伤或黏膜者，亦往往起中毒证状，是不可不注意者也。

治顽癣　石碳酸 5.0，橄榄油 100.0，调和为涂擦料。

硼酸（Acidum Coricum）又作硼强酸

硼酸即由硼砂制出，为无

色鳞片状结晶。其性之凉过于硼砂，而其防腐消毒之力亦胜于硼砂，故能制肠胃异常发酵，消化不良，润大便利小便，除膀胱脓性炎。以之吹于咽喉，敷于皮肤可愈肿疼。和软膏以敷溃，排脓生肌。与皓矾同用，又可为点眼药。原为平和之品，过服能令人呕吐。其用量 0.5 至 1.0。外用洗涤含漱，防腐或消炎，每水 100.0 可加药 2.0。

治咽喉加答尔　硼酸 9.0，馏水 300.0，调和，含漱。

治诸般热性疮　硼酸 20.0，华设林 80.0，为膏敷之。

治热性眼疾　硼酸 2.0，皓矾 1.0，和以水 100.0，点之。

单宁酸（Acidum Tannicum）名鞣酸

本品为黄白色无晶形粉末，或为带光泽鳞屑片，有最强收涩之味，感触日光即渐呈黄色，或褐色。其原质存于没食子及五倍子中。其收涩之性能止一切血证，凝固血液及分泌之蛋白质。又善治淋证久不愈者。不宜与铁剂、金属盐类、胶类等混合用，恐成不溶性之化合物。

治肾脏炎，尿中多含蛋白质或兼尿血证者，用麦角 0.3，单宁酸 0.03，护谟散 0.5，混合为一包，与以六包，一日服三次，每次一包。

单那尔并（Tannalbinm）

本品为黄褐色无味之粉末，系蛋白质化单宁酸而成。服之不甚溶解于胃中，至肠始分解为蛋白质及单宁酸，呈单宁酸之收敛作用，故不害胃之消化机能，为肠之收敛药。本品淡而无味，适于小儿之治疗。专用于大小肠加答尔肠滤囊之溃疡转机（下痢脓血黏膜腐烂者，为肠溃疡转机者，转而有生机也）、夏期小儿之下痢等证。其用量每次 0.5 至 1.0，小儿斟酌少用。

治小儿急性消化不良　单那尔并 0.5 为一包，与以六包，每服一包，二日分服。

硫酸亚铅（Zincum Sulfuricum）

本品为硫酸化铅而成，系无色透明棱柱形结晶，或细针形结晶，微有酸涩之味。其性于无恙之皮肤不呈作用，然有与蛋白质化合之性，能与分泌物及固有之蛋白体共成蛋白质化铅，是以能限制分泌而奏治炎证之效也。此药内服者少，外用之处极多，奏效亦显著。以一分溶解于水五分，对于顽性及出血之溃疡，各黏膜之糜烂性及肉芽性黏液漏等，用为涂敷剂及绷带药，其稀薄者之溶液对于鼻黏膜之疾患，可吸入鼻中。对于慢性耳漏，则注射于耳中。对于急性后之淋证，则注射于尿道。对于慢性膀胱炎及膀胱出血，则注射于膀胱。对于咽喉黏膜之疾患，又可为含漱药。其溶液稀者，又可为点眼药。其内服之量，每次 0.01 至 0.02。

按：硫酸亚铅点眼甚佳，善去胬肉及风泪眼疾。先用温水溶化，用少许点眼上，若觉疼再挽以水，以点后微疼为度。

几阿苏（Krcosatum）
蒸木油即结列阿曹笃

几阿苏以精馏山毛榉树干蒸而得之，色浅黄与洋橄榄油相似，味微辛似有烟熏气味。每百分中含有怪阿寇六十分，几苏四十分，故名几阿苏。常用者多由煤湢而得，力稍弱。此药最有防腐之力，为肺病结核痨嗽之特效药。其抑制腐败发酵之力远胜于石碳酸，其一次极大之用量为 0.5，一日极大之用量为 1.5。

按：几阿苏为治肺病第一要药。愚恒用几阿苏、甘草末各六瓦，镜面朱砂三瓦，混和，分作一百二十丸，每服四丸，渐加至六丸、七丸，日服三次，以治肺痨咳嗽结核，再以治肺病之中药汤剂与之，并用屡奏奇效。

过满俺酸加里[1]（Ka-lium Permanganicum）

一作锰强铗，又铗锰上矾

本品为棕色积柱形结晶，有金属样光泽，遇潮则发酵，变其原质。以之敷于肌肤，发剧强之灼热，大有防腐解毒之功，兼能逐除恶臭，为洗涤恶臭溃疡之防腐药。洗涤之水用千分之一至千分之五。内服可治糖尿证，闭经。

治恶臭鼻渊　过满俺酸0.2，馏水 500.0，调和，为吸入料。

百露拔尔撒谟[2]（Bal-samum Peruvianum）

一名必鲁脂

百露拔尔撒谟系美国一种蛾形花科属树皮部所得之物，制成暗褐色之液，香气佳快，味辛而带苦。外敷善扫除疥癣，消灭毒菌。

治白秃方　百露拔尔撒谟5.0，酒精 10.00，混和，为涂敷料，一日二次。

麦角（Secale Corun-tum）*耳卧达，一名了葛，又名霉麦，又作麦奴*

麦角系霉麦上所生之菌，长约寸许，粗如韭莛，微弯似角形，色紫黑有竖纹，作瓦垄形。尝之余味微辣，具有收敛之力，能制止诸脏腑出血，而以二便下血及女子血崩尤效。然多服之能激动子宫使之瘐疚，若有孕者，胎转被逼而出。制为流膏可皮下注射，外用于直肠脱痔疾等，为坐剂而用之。系剧烈之品，大者一枚研细，可作三次服。若制为越几斯服之，一次之极量为0.2，一日之极量为0.6。

治女子血崩月经过多　麦角 0.5 至 1.0，白糖 2.0，共研细，分三次服，为一日之量。

麦角制为越几斯（膏也亦名耳卧达），有浓稀二种。浓者即麦角越几斯，宜于丸剂，稀者名麦角越几斯流膏，一名

---

[1]　过满俺酸加里：即高锰酸钾。
[2]　百露拔尔撒谟：即秘鲁香脂，由秘鲁香树所分泌的液体树脂。

霉麦耳卧达水膏，宜用于水调服及注射料，二种皆褐色。

治肺出血　麦角越几斯1.0，单宁酸1.0，阿片末1.3，用甘草末为丸，二十粒，每三时服二粒。

治流产血崩便血　麦角越2.0，用甘草末调之适可，为丸，分作二十丸，每服一丸，日服三次至四次。

治吐血衄血　麦角越10.0，芳香硫酸10.0，调和，以十滴至三十滴和于一酒杯之水，频频饮之。

治一切血证注射法　麦角流膏2.0，馏水8.0，为皮下注射，半筒至一筒，血淋禁用。

按：麦角治血证，注射较内服尤效。然其效处在能收缩诸血管，使之细小，此纯属治标之品，遇血证之剧者宜用之，以收目前之功，而继用治本之药，以清其本源，使病因之根柢划除，血证自永愈矣。

斯智普智珍功用似麦角，而较为优胜，乃麦角之新制剂也，其用量同于麦角。

按：麦角愚尝嚼服小者一枚，以试其药力，服后移时觉会阴穴处有收缩之力。由此知其收敛血管之力必甚大，所以善止下血。

曾治一妇人，因行经下血不止，经医多人，诊治逾两旬，所下之血益多，已昏厥数次矣。及愚诊视，奄奄一息，已不言语，其脉如水上浮麻，不分至数。遂急用麦角寸长者一枚，和乳糖研粉，又将拙拟固冲汤（载三期八卷）煎汤一大盅送服，其血顿止，由此知麦角之能力。后则屡次单用之，以治下血亦颇能随手奏效。至其流动稀膏之注射，愚未尝用，乃因注射生弊。愚尝治愈两人，一人年近三旬，因大便下血甚剧，西医注射以流动麦角膏，其血止之后，四十余日未能起床，自觉腹中气化不通，肢体异常酸懒，饮食减少，有日甚一日之虑。诊其脉象沉涩，知系瘀血为恙也。俾日用三七细末三钱，空心时分两次服下，服至三日后，自大便下瘀血若干，其色紫黑，至五日所下之血渐少，至七日大便已不见血矣。从此停药不服，病亦遂愈。

又治一妇人，年过三旬，因患血崩，经西医为之注射流动麦角膏后，其血即止。血止之后，亦月余不能起床，饮食减少，将成劳疾。诊其脉涩而无力，亦俾日服三七细末，后亦下瘀血若干而愈。夫服麦角者不至瘀血，而制为稀膏注射恒多瘀血者，盖因所注射之量过当也。若预防此弊，当于注射之后，即服三七末数次，自能安然无恙矣。愚因治此两证后，再用麦角末为人治下血，止后亦俾服三七末数钱。

愚向有中西药原宜相助为理之论，载于五期二卷。今观三七之与麦角不益确然可信欤。

醋酸铅（Piumdum Acetcum）铅糖，一名铅霜，又作铅醋矾

醋酸铅为针状板状之白色结晶，其酸而兼甘，在铅化合物中占最要之地位。欲用金属药收敛者，多用之。为其收敛之力最优，故善止血，于肠胃出血、咯血等用之皆有特效。外用为含漱剂、灌剂、点眼水。在药局为制造铅醋之用，制造诸铅盐类亦用之为基本。其用量一次之极量为0.12，日之极量为0.3，其接触大气之时，往往吸收碳酸，宜密栓贮藏之。

治吐血　铅糖2.0，盐莫0.1，白糖2.0，合研，分作十包，每二时服一包。

治急性肠加答尔　铅糖0.5，馏水100.0，混和，用三分之一，以摄氏三十八度温之，为一次灌肠料。

按：醋酸铅之力长于治吐衄，以其质重坠且性凉也。

尝治一少年，仲春吐血，为调方治愈。次年仲春病又反复，其脉象弦硬，左部又弦硬而长。知系肝木承旺过于上升，而血亦随之上升也。遂用广三七细末三钱，换以醋酸铅十分瓦之三，俾分作三次服，

再用生杭芍八钱，甘草三钱，煎汤送下（汤药递煎三次，以送三次药末）。服药二日，其血即止。又为开柔肝滋阴药，俾再服数剂，以善其后，至今三年病未反复。盖醋酸铅为金属之药，能制木又复凉而坠，原与吐衄之证相宜，更伍以最善治吐衄之三七，而又用凉肝之芍药，缓肝之甘草煎汤送服，是以效也。

沃度仿谟[1]（Jodof-ormium）即沃仿末，又名磺碘

沃度仿谟为金样光彩黄色小叶状结晶，味淡微甘，有烧臭气，系沃度之化合物。在治疗上有最确实之防腐功效。内用现和缓之沃度作用而稍呈麻醉作用。其用量一次极量为 0.2，一日之极量为 0.6。外用宜作软膏敷于疮面。于疮伤疗法尤为重要之药，绷带料多用之。

治脓疡　磺碘 50.0，依的儿 250.0，酒精 750:0，混以浸 500.0 之脱脂棉，燥后为充填疮孔之用。又磺碘 10.0，倔里设林 100.0，调和，为疮孔注射药。又磺碘 1.0，依的儿 10.0，混和，为涂布料。

沃度加馏谟[2]（Kalium Jodatum）旧译铁碘，省文沃剥

沃度加馏谟为白色干燥方形结晶，有特异之辛咸味。其原质存于海水及海产动植物或矿泉。制法于加里海液中，溶解沃度，同时取其生成之沃度酸盐，以木炭还原之而成，在变质药中独占最优之品。故凡瘰疬、瘤赘、结核、流注、胃癌（即胃口长疙瘩，致胃窄隘有碍饮食，在胃上口者成膈食，在胃下口者成反胃）改变形质之证。服之皆能变还原质，以治梅毒始二三期，皆著确实功效。凡脏腑炎证久服他药不愈者，可服此药，久之皆能愈也。

治瘰疬方　沃剥 10.0，龙胆末 30.0，混和，分作七十二

---

[1] 沃度仿谟：即碘仿，也称海碘仿。

[2] 沃度加馏谟：即碘化钾。

·160·

丸，每服三丸，日服三次。

按：此方去龙胆末，并治胃癌。胃癌在胃上口为膈食，在胃下口为倒食。按此分服分量，水溶化服之。

治梅毒方　沃剥 8.0，硫苦 3.0，苦丁 5.0，馏水 150.0，混和，溶化贮封，分十六次服，日服三次。

沃度丁几（Tinctun Jodi）旧译海碘酒

本品为暗褐色有沃度之液臭气，系用沃度所制之酒，内服者甚少，外用之涂敷则甚广，若肋膜炎、关节炎、横痃、癫癣等皆为涂敷料。若内服，一日数次，每次一滴至三滴，可治妊妇呕吐，此属剧烈之药，宜密贮置冷处。

重碳酸那笃僪谟❶（Natrium Bicarborn-cum）省文曰重曹

本品为白色之结晶块或粉末，乃亚尔加里类金属之化合物。对于消化器之加答尔性疾患等，用之最多。较诸僪谟盐为无害，为亚尔加里药中首屈一指之药物。善治胃酸分泌过多，食后吞酸，消化不良。盖其性与碱相近（可作碱用），故能治胃肠异常发酵也。其用量每次用 0.5 至 2.0。

骨湃波拔尔撒谟（Balcamamam Copaivae）英名哥拜巴油

骨湃波拔尔撒谟为热带南美利加所产决明科之树脂。西人谓树脂为拔尔撒谟，其色淡黄或作褐色，其味苦而兼辣，微有香气。为治淋第一要药，能护水道黏膜，颇有防腐之力。其用量每次 1.0，三服。

按：骨湃波为治淋良药，而对于初起有热性者尤宜。愚恒用甘草末调之，适可作丸，桐子大，朱砂为衣。每服二十丸，日三服。以治淋证初起极效。若淋证带血者，可用鲜小蓟根煮汤送服。

予见春生学兄，尝用骨湃波脂和荜澄茄末为丸，如桐子大。治花柳，毒淋，慢性淋证，小便白浊及妇人白带，其效如神。每服三四

————

❶　重碳酸那笃僪谟：即碳酸氢钠。

丸，饭后服，白水送下，一日二次。惟制丸必以骨湃波脂稠黏如蜜状者，若用其油，则不能为丸。购时须当注意。

受业张方舆谨识

荜澄茄末 (Pulvis Cubedae)

荜澄茄似胡椒之末，诚实者气味亦类胡椒，而不若胡椒之热，其苛辣刺激之性亦减于胡椒。至西人所制之末，又兼甘苦之味。本是中药，西人用之以治淋证、白浊及女子白带甚效。且有利小便之功用，并治膀胱内皮发炎，日久不愈。其用量每服 2.0 至 4.0，日三次，若小便因热不利者，宜少用。

按：荜澄茄性平，宜于慢性淋证，若久不愈者，可用荜澄茄六瓦和以骨湃波三瓦为稠膏，为一日之量，分三次服，以之治白带亦甚效。

白檀油 (Olenm Santali) 又作檀香油

白檀油者为微黄色稠厚之油，系前印度及印度群岛所产之槟科白檀木心蒸馏而得之发挥油也。其香气特异而窜透，长久留存，稀释之芳芬似蔷薇味，苛烈稍苦。对于急性淋疾及淋毒性膀胱炎奏效较著。一日三次，每次二十滴，少和以薄荷油而用之，或以其 2.0 入于胶囊，日服二次，服三个至五个。

第五期第二卷

尝思用药如用兵，善用兵者必深知将士之能力，而后可用之以制敌；善用药者亦必深知药性之能力，而后能用之以治病。是卷讨论药物，以《本经》为主，佐以实验，举凡炮制失宜、名实混淆之处，皆详辨之。

石膏生用直同金丹煅用即同鸩毒说

石膏之原质为硫氧氢钙化合而成，其性凉而能散，为清阳明胃腑实热之圣药，无论内伤、外感用之皆效，即他脏腑有实热者用之亦效。《神农本经》原谓其微寒，其寒凉之力远逊于黄连、龙胆草、知母、黄柏等药，而其退热之功效则远过于诸药。盖诸药之退热，以寒胜热也；而石膏之退热，逐热外出也。是以将石膏煎服之后，能使内蕴之热息息自毛孔透出。且因其含有硫氧氢，原具发表之性，以之煮汤又直如清水，服后其寒凉之力俱随

发表之力外出，而毫无汁浆留中以伤脾胃，是以遇寒温之大热，势若燎原，而放胆投以大剂白虎汤，莫不随手奏效。其邪实正虚者，投以白虎加人参汤亦能奏效。是以愚目石膏为寒温实热证之金丹，原非过也。

且尝历观方书，前哲之用石膏，有一证而用至十四斤者（见《江笔花医镜》）；有一证而用至数十斤者（见《吴鞠通医案》）；有产后亦重用石膏者（见《徐灵胎医案》，然须用白虎加人参汤，以玄参代知母，生山药代粳米）。然所用者皆生石膏也，即唐宋以前亦未有用煅石膏者。孰意后世本草之论石膏者，竟将《本经》之所谓微寒者改为大寒，且又多载其煅不伤胃。乃自此语一出，直误尽天下苍生矣。

盖石膏之所以善治寒温者，原恃其原质中之硫氧氢

也。若煅之，其硫氧氢皆飞去，所余之钙经煅即变为洋灰（洋灰原料石膏居多），以水煮之即凝结如石，其水可代卤水点豆腐，若误服之，能将人外感之痰火及周身之血脉皆为凝结锢闭。是以见有服煅石膏数钱脉变结代，浸至言语不遂，肢体痿废者；有服煅石膏数钱其证变结胸，满闷异常，永不开通者；有服煅石膏数钱其周身肌肉似分界限，且又突起者。盖自有石膏煅不伤胃之语，医者轻信其说以误人性命者实不胜计矣。目之为鸩毒，此非愚之苛论也。愚混迹医界者五十年，对于各处医学志报，莫不竭力提倡重用生石膏，深戒误用煅石膏。医界同人有与愚表同志者，不禁馨香祝之也。

至于石膏生用之功效，不但能治病，且善于治疮，且善于解毒。

奉天陆军营长赵海珊君之封翁，年过六旬，在脐旁生痈，大径三寸，五六日间烦躁异常，自觉屋隘莫容。

其脉左关弦硬，右关洪实，知系伏气之热与疮毒俱发也。问其大便数日未行，投以大剂白虎汤加金银花、连翘、龙胆草，煎汤一大碗，徐徐温饮下，连服三剂，烦躁与疮皆愈。

又在籍时，本村东邻张氏女因家庭勃谿❶，怒吞砒石，未移时，作呕吐。其兄疑其偷食毒物，诡言无他，惟服皂矾少许耳。其兄闻其言，急来询解救之方。愚曰皂矾原系硫氧与铁化合，分毫无毒，呕吐数次即愈，断无闪失，但恐未必是皂矾耳。须再切问之。其兄去后，迟约三点钟复来，言此时腹中绞疼，危急万分，始实言所吞者是砒石，非皂矾也。急令买生石膏细末二两，用凉水送下。乃村中无药铺，遂至做豆腐家买得生石膏，轧细末，凉水送下，腹疼顿止。犹觉腹中烧热，再用生石膏

----

❶ 勃谿（bó xī）：亦作"勃溪"。吵架，争斗。语出《庄子·外物》："室无空虚，则妇姑勃谿。"

细末半斤，煮汤两大碗，徐徐饮之，尽剂而愈。后又遇吞洋火中毒者，治以生石膏亦愈，然以其毒缓，但煎汤饮之，无用送服其细末也。

所最可虑者，北方药房中谬习，凡方中有石膏未开生、亦未开煅，率皆与以煅者，即明明方中开生石膏，亦恒以煅者伪充。因煅者之细末其所素备，且以为煅之则性近和平，较用生者尤稳妥也。是以医者欲用生石膏，宜加检点，或说给病家检点，亲视药房中将大块生石膏轧细，然后可用。若轧细时未经监视，至将药煮出，其石膏之渣凝结于罐底倾之不出者，必系煅石膏，宜急弃其药汤勿服。慎之，慎之，人命所关非轻也。

石膏治病无分南北论

近阅南方名医某君新出之著作，谓石膏之性宜于北，而不宜于南。愚阅之有不能已于言者，非好辩也，诚以医学公开研究，然后能有进步，是以师弟之间亦不妨反复问难，愚与某君既同为医界中分子，有阅愚此论者，视愚为某君之诤友可也。

尝考《神农本经》，谓石膏微寒，主产乳。盖言其性不甚寒凉，可用于产后也。乃后世注《本经》者，不知产乳之乳字原作生字解，而竟谓石膏能治妇人无乳，支离殊甚。要知产后无外感之热，石膏原不可用。若确有外感实热，他凉药或在所忌，而独不忌石膏，以石膏之性非大寒，乃微寒也。是以汉季南阳夫子，原为医中之圣，所著《金匮》中有竹皮大丸，治妇人乳中虚，烦乱呕逆，中有石膏。夫乳中者，生子之时也，其烦乱呕逆必有外感之实热也，此实通《本经》石膏主产乳之义以立方也。愚生平临证用药皆窃师南阳夫子，凡遇产后寒温证，其阳明腑热已实，皆治以白虎加人参汤，更以玄参代知母、生怀山药代粳米，莫不随手奏效。盖凡用白虎汤之时，其邪实正虚者皆宜加人参。而以玄参代知母者，以《本经》原谓其治产乳余疾也。以生山药代粳米者，取其浓厚之汁浆既可代粳米和胃，其所含多量之蛋白质又能补益产后者之肾虚也。夫产后最忌寒凉，而果有外感实热，石膏且为必需之药，岂南方遇有寒温实热之证，独不宜用石膏乎？如谓自古医学皆起于大江以北，《本经》论石膏或专为北方人设法，及仲圣之用石膏亦专为北方人立方者，试再与进征诸南方名医之用药。

吴江徐灵胎南方名医也，其治陆炳若之夫人产后风热，重用石膏；其治朱炳臣阳痿，亦重用石膏。淮阴吴鞠通亦南方名医也，其治何姓叟手足拘挛，误服桂枝、人参、熟地加剧，每剂药中重用石膏八两，至三月后始收功。又桐城余师愚亦南方名医也，其所著《疫疹一得》，载有清瘟败毒散，重用石膏八两。又吴门江笔花亦南方名医也，其所著《医镜》，载有时疫发斑一案，共用石膏十四斤始治愈。香山刘蔚楚南方当时名医也，其所著《遇安斋证治丛录》，载为其夫人治产后温病，每剂重用石膏

八两，连服十八剂始愈。若斯者皆明明载于南方名医著作中，固为医界所共见也。不但此也，拙著之《衷中参西录》遍行于南方诸省，南方同志用书中重用石膏之方，治愈寒温险证致书相告者甚多，今复举数则于下以征明之。

湖北潜江红十字分会张港义务医院院长崔兰亭君来函云：丁卯仲夏，国民革命军第二十军四师七旅旅长何君身染温病，军医以香薷饮、藿香正气散治之，不效。迎为诊视，遵用《衷中参西录》清解汤（中有生石膏六钱），一剂而愈。时因大军过境温病盛行，以书中清解汤、凉解汤、寒解汤、仙露饮、从龙汤、馏水石膏饮，有呕者兼用代赭石，本此数方变通而用之，救愈官长目兵三千余人，共用生石膏一千余斤，并无偾事。

又江苏崇明协平乡保坍工程筹备处蔡维望君来函云：今季秋敝处张氏女得温病甚

剧，服药无效，医言不治，病家以为无望。仆适在家叔经理之同德公司内，与为比邻。其母乞求强仆往视。见其神昏如睡，高呼不觉，脉甚洪实。用先生所拟之石膏粳米汤，生石膏用三两，粳米用五钱。见者莫不惊讶诽笑。且有一老医扬言于人曰：蔡某年仅弱冠，看书不过逾年，竟大胆若此。石膏重用三两，纵煅用之亦不可，况生者乎。此药苟下咽，病人即死矣。有人闻此言，急来相告。仆曰：此方若用煅石膏，无须三两，即一两亦断送人命而有余。若用生者，即再多数两亦无妨，况仅三两乎。遂急催病家购药，自监视煎取清汤一大碗，徐徐温饮下，病人霍然顿醒。其家人惊喜异常。闻其事者互相传告，以为异事。又苏州交通部电话局，张玉阶夫人病重，电报连催至苏诊治。既至，有医在座，方开金银花一两，山栀八分，黄芩六分等药十七味，加牛黄丸一

粒。该医请仆诊断，脉洪带数，神昏烦躁，舌苔微黄，喉红小疼，断为春温重证，已入阳明之腑。因思苏州病家畏石膏如虎，良药埋没已久，今次可为石膏昭雪。乃放胆投白虎汤加党参，以生山药代粳米，为其喉红小疼更以玄参代知母，生石膏用八两。该医大为骇异，因将先生所论石膏之理，详为讲解，彼终不悟。遂催病家速购药，石膏要整块自制为末，以免药房以煅者误充。共煎汤一大碗，分数次徐徐温饮下，至明晨热退神清。该医又来探视，则病人正食粥矣。该医再三注目，一笑而去。揣该医之意，必以为其愈非真愈也。何至若斯之惑欤？噫！

常德医药研究会撰述员张右长君来函云：迩年捧读大著，手未释卷，受益于吾师者良多。近治一肿病，其人由慈利来常，意专到广德西医院就诊。西医作水肿治之，两旬无效。继来生处求

诊。遵吾师诊断法，见其回血管现紫色，且现有紫色鸡爪纹，知系血臌，即用吾师治血臌之法治之，二十五日痊愈。全市愕然，广德西医院闻之亦甚讶异。此外如重用山萸肉、生赭石、生石膏、生龙骨、牡蛎、生乳香、没药治愈之病，不胜计。而其中又以重用石膏治愈之险证尤伙。有一剂而用至五六两者，有治愈一病而用至斤余者。编有《适园医案偶存》，后当呈师指正。

此三处来函皆来自南方，石膏之性于南之患寒温者，有何不宜哉。

近又接平潭李健颐君赠所著《鼠疫新篇》一书，方中多用生石膏，有一剂之中用至八两，有治愈一证共用生石膏二斤强者。其书且广登于各处医学志报，某君岂未之见耶。夫平潭为闽属，为我国极南之地，而尚可用石膏如此者，是知果系当用石膏之证，何地不可放胆用之哉。

按：石膏原系硫氧氢钙化合而成，为其含硫氧氢，是以其性凉而能散（硫氧即硫酸，在西药中，乃清热之品）。外感有实热者服之，能使内蕴之热息息自毛孔透出。凡寒温阳明腑实之证，用之直胜金丹。乃后世本草竟谓石膏煅不伤胃，则石膏经煅，其硫氧氢皆飞去，所余之钙经煅即成洋灰，能在水中结合，点豆腐者用之煮汤代卤水，其不可服明矣。若误用之，能将人之外感痰火凝结不散，并凝结人之血脉，使不流通。是以石膏煅后用至八钱即能误人性命。某君之忌用石膏，殆有鉴于煅石膏之误人也，岂知若生用之与煅者有天渊之分乎！所最可异者，津沽诸药房，凡于方中石膏未开明生或煅者，例皆以煅者与之，甚或方中明明开生者，而亦以煅者误充。以煅者之细末其所素备也，且误信煅不伤胃之言，以为煅者较生者尤良也。愚为此事重要，定一甄别之法，凡将药煎成，石膏之渣凝结于药罐之底，而倾之不出者，必系煅石膏，宜速弃其药勿服。凡方中用生石膏者，宜先将此甄别之法说给病家，亦救人之一道也。

答王隆骥君石膏生用煅用之研究

鄙人浮沉医界者五十余年，凡所目睹耳闻者，恒有病非难治，而误用煅石膏以陷害之者，不知凡几。又有其病本可治，而不知重用生石膏以挽救之者，又不知凡几。因此深动悲悯，言难自秘，不觉语长心重，拟成"石膏生用直同金丹，煅用即同鸩毒"一篇，曾登于各处医学志报，其中征明煅石膏之不可用。因煅石膏所煮之水能代卤水点豆腐，是其性与卤水同也。乃于《医界春秋》六十五期，江西王君谓愚所论不确，生石膏煮水亦可点豆腐。愚因遍询敝处作豆腐者，乃知生石膏虽亦可点豆腐，然凝结之力甚微，若煅者用一两可将豆腐点成者，生者须得四两，且终不若煅者所点之豆腐块硬。吾邑吃豆腐者，以块硬如面筋者为佳，是以敝处作豆腐者皆用煅石膏。一为省费计，一为易售计也。由斯观之，石膏原为硫氧氢钙化合，所含之钙原有黏涩之性，是以多用之亦微有凝结之力，而其含之硫氧氢则大有表散之力，虽钙之性微黏涩无伤也，若煅之则其硫氧氢皆飞去，所余之钙经煅即成洋灰（烧洋灰者必用石膏），若用汤剂煮之，即在罐底凝结为石，是其黏涩之性百倍于生者。又因硫氧氢皆飞去分，毫无宣散之力，则煅石膏之不可轻服彰彰明矣。而愚对于煅石膏之不可用，原有确实征验，非敢漫为论断也。

愚在辽宁立达医院时，有何裕孙君，为营口何道尹之胞兄。其人学问鸿博，人品端正，恒与愚互相过从，为研究玄学契友。因向充东三省测量局长，曾与吴子玉将军同事。岁在辛酉，闻吴将军在北京有事，欲与相商，遂晋京相访，偶受感冒发热，自开一解表清里之方，中有石膏六钱。彼意中是用生石膏，而方中未开生字，北方药铺恶习，凡石膏未注明生字者，必与以煅者。及将药煎服后，陡觉心不舒畅，检视药渣，见石膏凝结于罐底甚坚，乃知为煅石膏所误。自诊其脉数动一止，遂急还，求愚为诊治无效，又经中西医多方治疗皆无效，浸至肢体不遂，言语謇涩，竟至不起。

又辽宁张允孚君，为黑龙江军官养成所总办，有事还家，得温病求为诊治。方中为开生石膏一两，张君阅方大惊，谓在江省因有病服煅石膏五钱，骤成结胸之病，服药十余剂始转危为安，今方石膏一两且系生者，实不敢服。愚因为之详细辨明石膏生熟之异性，彼仍游移。其介绍人韩玉书君，为陆军次长韩麟春之胞兄，曾与张君同时在东洋留学，亦力劝其速服，谓前月家慈病温，先生为开生石膏三两，煎汤三杯，分三次服下，病若失，况此方中只用一两乎。张君遂放胆服下，病遂愈。后张君颇感激，且深赞愚研究药性之精确。就此两案观之，愚目煅石膏为鸩毒，原非过也。况此外服煅石膏而受害者，又不可胜数乎。

王君又谓生石膏虽可多用，然须有节制，而愚生平喜用生石膏亦非漫无节制也。盖石膏性原微寒，《本经》明载，是以非多用不能清大热。至愚重用生石膏之时，必煎汤数盅，分多次徐徐温饮下，病愈即停饮，此以小心行其放胆，即古人一煎三服之法，实于无节制之中而善用其节制也。

王君又谓《金匮》竹皮大丸及小青龙加石膏汤，皆所用石膏甚少，且谓竹皮大丸有二分之石膏，即有七分之甘草，且以枣肉为丸，其意盖可知矣。而愚对于二方之少用石膏及竹皮大丸之配制，则实别有拟议也。尝阅行世《金匮》诸本，竹皮大丸石膏载用二分之外，又有载用一分者，又有载用一两者，是知仲景之书不知几经传写或口授，至宋始有印本。其中错误原甚多，其药品之分量原不足凭，其方列于妇人产后门中，故其所主之病，为妇人乳中虚，烦乱呕逆。此乳字当作生字解，谓妇人当生子之时也，生子之后而烦乱呕逆，此中必有外感之热已入阳明之腑，是以方中用桂枝以散外感，用石膏以清内热，用竹皮以止呕逆。而必作丸剂者，因石膏性凉质重，若并其质服之，不但能清热且善镇呕逆。然又恐其产后肾虚寒凉下侵，故又多用甘草，丸以枣肉，以缓其下行之势，此仲圣制方之精义也。然须知石膏末服一钱之力，可抵半两，少用胜于多用也。

至于愚治产后外感之热，终虑竹皮大丸中之石膏重坠下达，而不敢轻用，恒以白虎人参汤代之，且又将方中之知母代以玄参，粳米代以生山药。盖白虎汤用法在汗吐下后例加人参，以其虚也。渴者亦加人参，以其津液不上潮也。产后则虚之尤虚，其气化下陷而不能上潮可知，以玄参代知母者，因《本经》谓玄参治产乳余疾，而于知母未尝言也。以生山药代粳米者，因粳米但能

留恋肠胃，俾石膏之寒凉不下趋，而生山药之汁浆黏润多含蛋白质，既能和胃，兼能补产后肾虚也。至于表证未罢者，又宜酌加薄荷叶钱余，或送服西药阿斯必林二分许，则里清外解莫不随手奏效。拙著《志诚堂医案》中，载有此证数案，皆煎药一大剂分多次缓缓温饮下，虽在产后，寒凉亦不至下侵。迨大热退至十之七八，又急改用滋阴之品，以清其余热，是以百用不至一失也。

或疑后世注疏家之解竹皮大丸者，谓因有子食乳，其乳去过多，致生虚热，故主以竹皮大丸，非正当产后因有外感之热用竹皮大丸也，不知注疏家恒疑石膏不可用于产后，故将乳字不作生字讲，而作乳汁讲。且于《本经》石膏治产乳之句亦作乳汁讲，此非以其说解经文，实以经文迁就其说也。藉曰不然，此可于徐氏《洄溪医案》征之。

徐氏案中载有陆炳若之夫人，产后感风热，瘀血未

尽。医者执产后属虚寒之说，用干姜、熟地治之，汗出而身热如炭，唇燥舌紫，仍用前药。余斯日偶步田间，近炳若之居，趋迎求诊。余曰产后血枯火炽，又加风热刚燥滋腻之品，益火塞窍，凶危立见，非石膏则阳明之盛不解。遵仲景法用竹皮、石膏等药。余归而他医至笑，且非之谓自古无产后用石膏之理。此盖生平未见仲景方也。其母素信余，力主服之，一剂而醒。俾用原方再服一剂痊愈。

观徐氏此案所谓遵仲景法，用竹皮、石膏等药，非即指竹皮大丸而言乎！徐氏为有清中叶名医，其遇产后外感热证，即仿用竹皮大丸，则经文中所谓乳中者，非即产后二字之代名词乎！

盖产后外感实热之证，病者十人恒九人不起。诚以外感炽盛之热，传入阳明，非石膏不解。而世俗执定产后最忌寒凉之说，不惟石膏不敢用，即一切稍能清热之药亦不敢用。

夫产后气血两亏，为其气亏，脏腑少抵抗之力，则外邪之入也必深；为其血亏，脏腑多阴虚之热，则外热之灼耗益烈。此乃内伤外感相并，为寒温中至险之证，治法不师仲景其何能济乎！至于愚治此证，改用白虎加人参汤加减者，此乃对于此证慎之又慎，百用不至一失也。其有信用愚言者，自能为产后患寒温者广开生路也。

至于王君谓小青龙加石膏汤所加石膏亦甚少者，而愚则另有拟议也。

按：《金匮》小青龙加石膏汤与越婢加半夏汤并列于肺病门中，越婢加半夏汤所主之病为咳而上气，此为肺胀，其人喘息如脱状，脉浮大者，此汤主之。小青龙加石膏汤所主之病为肺胀咳而上气，烦而喘，脉浮者，此汤主之。是二方所主之病原相近也。越婢加半夏汤中言脉浮大，其为热可知，而小青龙加石膏方中，虽但言脉浮未尝言大，然病兼烦躁，此为太阳烦躁，与少阴烦躁不同，其为热尤显然也。由斯而论，是二病之热亦相近。

而越婢加半夏方中有石膏半斤，小青龙加石膏方中仅加石膏一两，且其所用桂、辛、干姜诸热药，原为越婢加半夏汤中所无，而其分量又皆重于石膏数倍，其为汤剂之热者可知，以热治热其能有效乎？再征以竹皮大丸中之石膏各书之分量不同，则此方中所加石膏之分量必有差误可断言也，是以愚用此方时石膏恒为诸热药之七八倍，方能随手奏效。拙著《衷中参西录》五期中，载有历序用小青龙汤之经过及通变化裁之法，可参观。

王君又谓煅石膏治外感轻病亦能奏效，此说也愚非不知，拙著《衷中参西录》三期有加味越婢加半夏汤治人素有痨嗽，因外感袭肺而痨嗽益甚，或微兼喘逆痰涎壅滞者。方中石膏三钱原系煅用，服后可将痰涎结成小块易于吐出，后乃虑此方若误以治外感稍剧之证，恐药不能胜病，更将煅石膏加多必至痰火凝结于胸中，而成结胸之险证，则甚可畏也。是以至再版时，遂改为生石膏四钱，其清上焦之力能

使痰涎自化为水，随小便泻出，较之紧成小块吐出者尤稳妥也。盖愚生平志愿深望医界同人尽用生石膏，药房中亦皆不鬻煅石膏，乃为达到目的，复何忍倡用煅石膏以治外感之轻病乎！

论三七有殊异之功能

三七善止血妄行，又善化瘀血而不伤新血，拙著药物学讲义已详悉言之。乃今于治血证之外，又得其殊异之功能，由自身试验而知。既知之而不敢自秘，特详录其事于下。

乙丑孟夏末旬，愚寝室窗上糊纱一方以透空气，夜则以窗帘障之。一日寝时甚热，未下窗帘。愚睡正当窗，醒时觉凉风扑面袭入右腮，因睡时向左侧也。至午后右腮肿疼，知因风袭，急服西药阿斯必林汗之。乃汗出已透，而肿疼依然。迟至翌晨，病又加剧，手按其处，连牙床亦肿甚，且觉心中发热。于斯连服清火、散风、活血消肿之药数剂。心中热退，

而肿疼仍不少减，手抚之肌肤甚热。遂用醋调大黄细末屡敷其上，初似觉轻，迟半日仍无效，转觉其处畏凉。因以热水沃巾熨之，又见轻。乃屡熨之，继又无效。因思未受风之先，头面原觉发热，遽为凉风所袭，则凉热之气凝结不散。因其中凉热皆有，所以乍凉之与热相宜则觉轻，乍热之与凉相宜亦觉轻也。然气凝则血滞肿疼，久不愈必将化脓。遂用山甲、皂刺、乳香、没药、粉草、连翘诸药迎而治之。服两剂仍分毫无效。浸至其疼彻骨，夜不能眠。踌躇再四，恍悟三七外敷，善止金疮作疼，以其善化瘀血也。若内服之，亦当使瘀血之聚者速化而止疼。遂急取三七细末二钱服之，约数分钟其疼已见轻，逾一句钟即疼愈强半矣。当日又服两次，至翌晨已不觉疼，肿亦见消。继又服两日，每日三次，其肿消无芥蒂。

愚于斯深喜病之得愈，且深叹三七之功能几令人不可思议。

内子王氏因语愚曰：余向在日本留学曾伤手出血，敷西药黄碘（即沃度仿谟）少许，其疼立止，后历三日始愈。迨来奉又伤手出血，敷三七末少许，移时疼方止，历一日夜伤处痊愈。由斯观之，三七治金疮固胜于黄碘也。又在日本时，尝见日人恒以物类试药力，迨至奉傲居，居停杜氏所畜之犬，粪门溃烂流脓血，杜氏妇笑问有法治否？因思此正可为试验药力之资藉，遂答曰可治。俾用三七细末钱半，黄碘少许，掺粥中饲之，日两次，连饲三日，犬竟愈。观此二药并用如此效验，想以治人肠中生痈溃烂亦当有捷效。愚因晓之曰：黄碘内服（一次之极量为陆厘，剧烈之品慎勿多用）其性原善解梅毒。犬因食含有梅毒之人矢，所以肠中生痈，溃及粪门，外流脓血。治以黄碘原甚的，而与三七之化腐生新者并用，所以见效尤捷。此本为治人之良药，特因一为中药，一为西药，故从前未有将此二药并用者。今既并用之试于犬而有效，用于人亦何患不效乎！既可以治人有梅毒之肠痈有效，其无梅毒之肠痈，治之不更易乎。而愚又思之，难治者莫如肺痈（肺结核之甚者即肺痈）及赤痢末期，肠中溃烂，所下者腥臭腐败也。乃由肠痈而推及肺痈，且由肠中生痈溃烂推及肠中赤痢溃烂，想用此二药亦皆能奏效（此尚待试验），为此段确实有益于医学，故并录之。此论成后，曾以示沧州友人李品三。品三曰：三七诚为良药，余曾治一孔姓壮年心下疼痛，经他医屡治不愈。俾用丹参、桃仁各三钱煎汤，送服三七细末二钱，一剂而愈。盖因其心下血管为血所瘀，是以作疼。三七长于化瘀血，故奏效甚捷也。愚闻之喜曰：三七之功能，愚以为发挥无遗矣。今闻兄言，知三七又多一主治也。

继又实验三七之功能，直如神龙变化，莫可端倪。

丙寅季春，愚自沧州移居天津。有表侄刘骥如在津为德发米庄经理，其右腿环跳穴处，肿起一块，大如掌，按之微硬，皮色不变，继则渐觉肿处骨疼，日益加重。及愚诊视时，已三阅月矣。愚因思其处正当骨缝，其觉骨中作疼者，必其骨缝中有瘀血也。俾日用三七细末三钱，分作两次服下。至三日，骨已不疼。又服数日，其外皮色渐红而欲腐。又数日，疮顶自溃，流出脓水若干，遂改用生黄芪、天花粉各六钱，当归、甘草各三钱，乳香、没药各一钱。连服十余剂，其疮自内生肌排脓外出，结痂而愈。

按：此疮若不用三七托骨中之毒外出，其骨疼不已，疮毒内陷，或成附骨疽为不治之证。今因用三七，不但能托骨中之毒外出，并能化疮中之毒使速溃脓（若早服三七并可不溃脓而自消），三七之治疮，何若斯之神效哉！因恍悟愚之右腮肿疼时，其肿疼原连于骨，若不服三七将毒托出，必成骨槽风证无疑也。

由此知凡疮之毒在于骨者，皆可用三七托之外出也。

又天津胡氏妇，信水六月未通，心中发热，胀闷。治以通经之药，数剂通下少许。自言少腹仍有发硬一块未消。其家适有三七若干，俾为末，日服四五钱许，分数次服下。约服尽三两，经水大下，其发硬之块亦消矣。

审斯，则凡人腹中有坚硬之血积，或妇人产后恶露未尽结为癥瘕者，皆可用三七徐消之也。

又天津刘问筹，偶患大便下血甚剧。西医注射以止血药针，其血立止。而血止之后，月余不能起床，身体酸软，饮食减少。其脉芤而无力，重按甚涩。因谓病家曰：西人所注射者，流动麦角膏也。其收缩血管之力甚大，故注射之后，其血顿止。然止后宜急服化瘀血之药，则不归经之血，始不至凝结于经络之间为恙。今但知止血，而不知化血，积之日久必成痨瘵，不仅酸软减食已也。然此时尚不难治，下其瘀血即愈矣。俾日用三七细末三钱，空心时分两次服下。服至三次后，自大便下瘀血若干，色紫黑。从此每大便时，必有瘀血随下。至第五日，所下渐少。至第七日，即不见瘀血矣。于斯停药不服。旬日之间，身体复初。

由斯观之，是三七一味即可代《金匮》之下瘀血汤，且较下瘀血汤更稳妥也。

羚羊角辨（附羚羊角）
代替方

以热治凉，以凉治热，药

性之正用也。至羚羊角性近于平不过微凉，而最能清大热，兼能解热中之大毒。且既善清里，又善透表，能引脏腑间之热毒达于肌肤而外出，此乃具有特殊之良能，非可以寻常药饵之凉热相权衡也。而世之医者阅历未久，从未单用羚羊角施之病证，偶用数分，杂于他药之中则其效不显；即或单用之而不能与所治之证吻合，则其效亦不显；即与所治之证吻合矣，而所用者或为伪品，或成色有差，则其效仍不显。为用羚羊角未尝见其显著之功效，遂至轻议羚羊角为无用，登诸医学志报。愚非好辩，然既同为医界中人，原有互相研究之责任，今特将从前所用羚羊角治愈之病十余则，详录于下以征明之。

壬寅之岁，曾训蒙于邑之北境刘仁村，愚之外祖家也。季春夜半，表弟刘铭轩扣门求方，言其子（年六岁）于数日间出疹，因其苦于服药，强与之即作呕吐，所以未求诊视。今夜忽大喘不止，有危在顷刻之势，不知还可救否。遂与同往视之，见其不但喘息迫促，且精神恍惚，肢体骚扰不安，脉象摇摇而动，按之无根。其疹出第三日即靥，微有紫痕，知其毒火内攻，肝风已动也。因思熄风、清火，且托毒外出，惟羚羊角一味能兼擅其长，且色味俱无，煎汤直如清水，孺子亦不苦服。幸药房即在本村，遂急取羚羊角三钱煎汤，视其服下，过十余分钟即安然矣。其舅孙宝轩沧州名医也，翌日适来省视，见愚所用羚羊角方，讶为仙方。其实非方之仙，乃药之良也。

奉天都护（清之护寝陵者）王六桥之孙女，年五六岁，患眼疾。先经东医治数日不愈，延为诊视。其两目睑肉长满，遮掩目睛，分毫不露，且疼痛异常，号泣不止。遂单用羚羊角二钱，俾急煎汤服之。时已届晚九点钟，至夜半已安然睡去，翌晨睑肉已退其半。又煎渣服之，瘥愈。盖肝开窍于目，羚羊角性原属木（谓角中有木胎者不确，盖色似木而质仍角也），与肝有同气相求之妙，故善入肝经以泻其邪热，且善伏肝胆中寄生之相火，为眼疾有热者无上妙药。

奉天陆军次长韩芳辰之太夫人，年六十余，臂上生疗毒，外科不善治疗，致令毒火内攻，热痰上壅，填塞胸臆，昏不知人。时芳辰督办奉天兵工厂，有东医数人为治，移时不愈，气息益微。延为诊视，知系痰厥。急用硼砂五钱，煮至融化，灌下三分之二，须臾呕出痰涎若干，豁然顿醒。而患处仍肿疼，其疗生于左臂，且左脉较右脉洪紧，知系肝火炽盛，发为肿毒也。遂投以清火解毒之剂，又单将羚羊角二钱煎汤兑服，一剂而愈。

奉天小北门里淡泊胡同，友人朱贡九之幼女，年五岁，出疹次日即靥，精神骚扰不安，自言心中难受。遂用连翘、蝉蜕、薄荷叶、金银花诸药表之，不出。继用羚羊角二钱煎汤饮之，其疹复出。又将羚羊角渣重煮两次饮之，瘥愈。

由是可知其表疹外出之力，迥异于他药也。

奉天同善堂（省里慈善总机关）堂长王熙春之幼女，年五岁，因出疹倒靥过急，毒火内郁，已过旬日，犹大热不止，其形体病久似弱，而脉象确有实热，且其大便干燥，小便黄赤，知非轻剂所能治愈。将为疏方，熙春谓孺子灌药实难，若用好吃之药，令其自服则尤善矣。于斯为开羚羊角二钱，生石膏二两，煎汤一大盅，俾徐徐饮下。连服两剂，瘥愈。

奉天大南门内官烧锅胡同刘玺珊之幼女，年四岁，于孟夏时胸腹之间出白痧若干，旋即不见，周身壮热，精神昏愦，且又泄泻，此至危之候也。为疏方，生怀山药、滑石各八钱，连翘、生杭芍各三钱，蝉蜕、甘草各二钱，羚羊角一钱（另煎兑服），煎汤一大盅，和羚羊角所煎之汤，共盅半，分三次温服下，其白痧复出，精神顿爽，泻亦遂止。继又用解毒清火之品调之，痊愈。

奉天中学教员马凌霄之幼子，年四岁，因出疹靥急，来院求为诊治。其状闭目喘促，精神昏昏，呼之不应，周身壮热，大便数日未行。断为疹毒内攻，其神明所以若斯昏沉，非羚羊角、生石膏并用不可。遂为疏方，生石膏一两，玄参、花粉各六钱，连翘、金银花各三钱，甘草二钱，煎汤一大盅，又用羚羊角二钱煎汤半盅，混合，三次温服下，尽剂而愈。

奉天海关税局文牍陈南雅之女，年六七岁，疹后旬余灼热不退，屡服西药不效。后愚视之，脉象数而有力，知其疹毒之余热未清也。俾单用羚羊角一钱煎汤饮之，其热顿愈。

天津特别三区三马路俞孚尹之幼子，年四岁，出疹三日，似靥非靥，周身壮热，渴嗜饮水，其精神似有恍惚不稳之意，其脉象有力，摇摇而动。恐其因热发痉，为开清热托毒之方，加羚羊角一钱以防其发痉，购药至，未及煎而痉发，且甚剧，遂将羚羊角与诸药同时各煎，取汤混合，连连灌下，其痉即愈。又将其方去羚羊角，再煎服一剂，痊愈。

沧州中学书记张雅曾，河西纪家屯人，来院询方，言其家有周岁小儿出疹，延医调治数日，其疹倒靥皆黑斑，有危在旦夕之势，不知尚可救否。细询之，知毒热内陷。为开羚羊角一钱及玄参、花粉、连翘各数钱，俾将羚羊角另煎汤半茶盅，与余三味所煎之汤兑服，一剂而愈。

沧州河务局科员赵春山之幼子，年五岁，因感受温病发痉，昏昏似睡，呼之不应，举家惧甚，恐不能救。其脉甚有力，肌肤发热。因晓之曰：此证因温病之气循督脉上行，伤其脑部，是以发痉，昏昏若睡，即西人所谓脑脊髓炎也。病状虽危，易治也。遂单用羚羊角二钱，煎汤一盅，连次灌下，发痉遂愈，而精神亦明了矣。继用生石膏、玄参各一两，薄荷叶、连翘各一钱，煎汤一大盅，分数次温饮下，一剂而脉静身凉矣。盖痉之发由于督脉，因督脉上统脑髓神经也（督脉实为脑髓神经之根本）。羚羊之角乃其督脉所生，是以善清督脉与神经之热也。

沧州兴业布庄刘耀华之幼子，甫周岁，发生扁桃体炎喉证，不能食乳，剧时有碍呼吸，目睛上泛。急用羚羊角一钱，煎汤多半杯，灌下，须臾呼吸通顺，食乳如常。

沧州西河沿李氏妇，年二十余，因在西医院割瘰疬，住其院中，得伤寒证甚剧，西医不能治。延往诊视，其喘息迫促，脉数近七至，确有外感实热，而重诊无力，因其割瘰疬已至三次，屡次闻麻药，大伤气分故也，其心中觉热甚难支，其胁下疼甚。急用羚羊角二钱，煎一大盅，调入生鸡子黄三枚，服下，心热与胁疼顿止。继投以大剂白虎加人参汤。每剂煎汤一大碗，仍调入生鸡子黄三枚，分数次温服下，连服二剂痊愈。

岁在壬寅之孟秋，邑北境霍乱盛行。斯岁少阳相火司天，厥阴风木在泉，肝胆火盛，患病者多心热嗜饮凉水。愚遇其证之剧者，恒于方中加羚羊角三钱（另煎兑服），服者皆愈。或疑司天者管上半岁，在泉者管下半岁，霍乱发于孟秋似与司天无涉。不知霍乱之根皆伏于暑热之时，且司天虽云管半岁，而究之一岁之气候实皆与司天有关也。

矧羚羊角之性，不但善平少阳之热，亦善平厥阴之热，况少阳之胆原与厥阴之肝原相连乎。

又愚在奉时，有安东王姓女学生来院诊病，自言上焦常觉发热，下焦则畏寒，且多白带，家中存有羚羊角不知可服否。答以此药力甚大，且为珍重之品，不必多服，可用五分煎服之，若下焦不觉凉，而上焦热见退，乃可再服。后其人服羚羊角数次，不惟上焦热消，其白带亦见愈，下焦并不觉凉。

是羚羊角性善退热而又非寒凉之品可知也。

内子王氏生平有病不能服药，闻药气即思呕吐。偶患大便下血甚剧，时愚自奉还籍，彼自留奉，因粗识药性，且知羚羊角毫无药味，自用羚羊角一钱煎汤服之，立愈。

友人毛仙阁，邑中之儒医也，以善治吐衄闻名。其治吐衄之方，多用羚羊角。曾询其立方之义。仙阁谓：吐衄之证多因冲气上冲，胃气上逆，血即随之妄行。其所以冲胃冲逆者，又多为肝火、肝气之激发，用羚羊角以平肝火、肝气，其冲气不上冲，胃气不上逆，血自不妄行而归经矣。愚深韪斯论，遇吐衄证仿用之，果效验异常。夫犀角、羚羊角同为珍重之药品，而犀角之出暹逻者，其价较羚羊角尤昂（无力者真广犀角亦可用），因其价昂，则伪者愈多。愚曾用治吐衄，用治温热窜入心宫，用治温热传入阳明兼咳血，皆能随手奏效。而实未尝若羚羊角之单用屡用，以定其确实之功效。是以不敢轻加评议，姑悬为阙疑之条，以待同人之研究而已。盖愚于药性从不敢凭空拟议，必单用、屡用，精心实验有得，而后登诸札记，以为异日撰述之蓝本。是以近著第四期《衷中参西录》（药物学讲义），专讲中西药物，所载中药不满百种，而药后讲解已近十万言，无非举数十年精心实验之所得，而尽情披露倾吐，以贡诸医界同人也。

所可虑者，羚羊角虽为挽

回险证之良药，然四十年前其一钱之价值，不过同今日银币之半角，今则值银币十七八圆矣，其昂贵之价，后且有加无已，寒素之家何以能用。愚因临证细心品验，遇当用羚羊角之证，原可以他药三种并用代之，其药力不亚羚羊角，且有时胜于羚羊角，则鲜茅根、生石膏与西药阿斯必林并用是也。盖羚羊角之特长在表疹瘾外出及清肝胆之热，而茅根禀少阳最初之气故发生最早，阿斯必林之原质存于杨柳树皮中（用其树皮中津液制成），杨柳之发生亦最早，故亦善入少阳也。至石膏虽为阳明正药，因其含有硫氧氢原质，实善于清热，而兼有发表之性，凡药性之能发表者，皆与肝胆木性之喜条达者为同气，且石药质重，兼有镇肝胆之力。是以此三药并用可以代羚羊角也。今爰将此三药并用之分量酌定于下，且为定一方名，以便于记忆。

甘露清毒饮

鲜茅根（去净皮切碎，六两）

生石膏（捣细，两半） 阿斯必林（半瓦）

将前二味煎汤一大碗，分三次送服阿斯必林，两点钟服一次。若初次服药后遍身出汗，后两次阿斯必林宜少服，若分毫无汗，又宜稍多服。以服后微似有汗者方佳。至石膏之分量，亦宜因证加减，若大便不实者宜少用，若泻者石膏可不用，待其泻止便实仍有余热者，石膏仍可再用。

壬申正月中旬，长男荫潮两臂及胸间肉皮微发红，咽喉微疼，疑将出疹，又强被友人挽去，为治小儿发疹。将病治愈，归家途中又受感冒，遂觉周身发冷，心中发热。愚适自津还籍，俾用生石膏细末一两，煎汤送服阿斯必林一瓦，周身得汗，发冷遂愈，心中之热亦轻，皮肤则较前益红。迟半日又微觉发冷，心中之热更增剧，遂又用生石膏细末二两，煎汤送服阿斯必林半瓦。服后微解肌，病又见愈。迟半日仍反复如故，且一日之间下大便两次，知其方不可再用。时地冻未解，遣人用开冻利器，剖取鲜茅根六两，煎汤一大碗，分三次服，每次送服阿斯必林三分瓦之一。服后未见汗而周身出疹若干，病愈十分之八九，喉已不疼。隔两日觉所余之热又渐增重，且觉头目昏沉，又剖取鲜茅根八两，此时因其热增，大便已实，又加生石膏两半，共煎汤一大碗，仍分三次送服阿斯必林如前。上半身又发出白泡若干，病遂痊愈。

观此可知此三药并用之妙，诚可代羚羊角矣。后返津时，值瘟疹流行，治以此方，皆随手奏效。

论马钱子为健胃妙药

西人以马钱子为健胃之药，吾医界闻之莫不讶为异事。不知胃之所以能化食者，固赖其生有酸汁，又实因其能自瞤动也。马钱子性虽有毒，若制至无毒，服之可使全身瞤动，以治肢体麻痹（此兴奋神经之作用）；若少少服之，但令胃腑瞤动有力，则胃中之食必速消。此非但凭理想，实有所见而云然也。

沧州小南门外，朱媪，年过六旬，素有痫风证，医治数十年，先服中药无效，继服西药麻醉脑筋之品，若臭剥、臭素、抱水诸药，虽见效，然必日日服之始能强制不发。因诸药性皆咸寒，久服伤胃，浸至食量减少，身体羸弱。后有人授以王勋臣龙马自来丹方，其方原以马钱子为主药，如法制好，服之数日，食量顿增，旬余身体渐壮，痫病虽未即除根，而已大轻减矣。

由斯知马钱子健胃之功效迥异乎他药也。

特是龙马自来丹，马钱子伍以地龙，为治痫风设也。若用以健胃，宜去地龙，加炒白术细末，其健胃之效益著。爰拟定其方于下：

炒白术（细末，四两） 制好马钱子（细末，一两）

二药调匀，水和为丸一分

重（干透足一分），饭后服五丸，一日再服，旬余自见功效。

按：马钱子诚有大毒，必制至无毒方可服。《医林改错》龙马自来丹后所载制马钱子法，似未能将毒去净。至《证治全生集》制药中所载制马钱子法，又似制之太过，使药无力。愚斟酌二书之间，拟一制法，载于《衷中参西录》三期第七卷（处方编中）振颓丸下，有欲制此药者，取用其法可也。

论龙骨不可煅用之理

龙者天地之元阳也，其飞腾之时原有气无质，是以出没变化人莫窥测。至其潜藏地中，则元阳栖止之处必有元阴以应之，阴阳会合，得地气而成形，遂生龙骨。是龙骨者，原龙全身之模型也。迨至龙潜既久，乘时飞去，元阳既升于空际，其所遗龙骨之中仍含有元阴，是以舌舐之其力能吸舌，此元阴翕收之力也。若生用之，凡心中怔忡、虚汗淋漓、经脉滑脱、神魂浮荡诸

疾，皆因元阳不能固摄，重用龙骨，借其所含之元阴以翕收此欲涣之元阳，则功效立见。若煅用之，其元阴之气因煅伤损，纵其质本黏涩，煅后其黏涩增加，而其翕收之力则顿失矣。用龙骨者用其黏涩，诚不如用其吸收也。明乎此理，则龙骨之不宜煅益明矣。王洪绪《证治全生集》谓：用龙骨者，宜悬之井中，经宿而后用之。是可谓深知龙骨之性，而善于用之者矣。

䗪虫辨

仲景治血痹虚劳，有大黄䗪虫丸，治血瘀腹中，有下瘀血汤，方亦有䗪虫。是䗪虫原为治瘀血之要药。而其性和平，化瘀血而不伤新血，且又分毫无损气分，实尤为治瘀血之妙药也。乙丑冬，愚因诊病来津，所开药方中有䗪虫数钱，药房与以黑色甲虫，形似蜣螂而扁，其背光滑无纹，知系差误。以质药房，则谓：从前所售䗪虫，即土鳖虫。后有南方医者，谓此非䗪虫；必购于上海始得真䗪虫。后如言购

来者，即此光背黑甲虫。从此凡见方中写䗪虫者，即与以此虫。其开土鳖虫者，始与以土鳖虫。各药房中皆如此，非独敝号有然也。愚闻之，不禁愕然。夫䗪虫原为常用药品，而天津又为北方名区，竟至混淆如此乎。尝考《本经》，一名地鳖，《别录》又名土鳖，是土鳖虫即䗪虫之明征也。又《本草纲目》谓䗪虫状若鼠妇。

按：鼠妇俗名湿湿虫，生潮湿之地，鼠穴中恒有之，又生于井底泥中，古名伊威，《诗经》所谓伊威在室也，其背原多横纹，䗪虫既与鼠妇相似，其非光背无纹之黑甲虫，而为背多横纹之土鳖，益可知矣。且可疑者，䗪虫近时药行中亦名苏虫，为其产于苏州者良也，岂南方医者不识其土产乎？又其光背黑甲虫购自上海，岂上海为南方最文明之区，竟误以之为䗪虫乎？如此以配制古方，其将何以奏效乎？愚愿医界同人之用䗪虫者，尚其明辨之。

论鸡内金为治女子干血劳要药

女子干血劳之证，最为难治之证也，是以愈者恒少。惟善用鸡内金者，则治之多能奏效。愚向为妇女治病，其廉于饮食者，恒白术与鸡内金并用。乃有两次遇有此药者，一月间月信来三次，恍悟此过用鸡内金之弊也。盖鸡内金善化瘀血，即能催月信速下行也。然月信通者服之，或至过通，而月信之不通者服之，即不难下通。况《内经》谓："中焦受气取汁，变化而赤，是为血。"血之来源，原在脾胃能多消饮食。鸡内金与白术并用，原能健脾胃以消饮食也。况脾为后天资生之本，居中央以灌溉四旁。此证之多发痨嗽者，脾虚肺亦虚也，多兼灼热者，脾虚而肾亦虚也。再加山药、地黄、枸杞诸药以补肺滋肾，有鸡内金以运化之，自能变其浓厚之汁浆为精液，以灌注于肺肾也。迨至服药日久，脏腑诸病皆愈，身体已渐复原，而月信仍不至者，不妨再加䗪虫、水蛭诸药。如嫌诸药之猛悍，若桃仁、红花亦可以替代。然又须多用补正之药品以驾驭之，始能有益而无害也。愚向曾本此意拟一方，名资生通脉汤，载于三期八卷（处方编中），后列用其方治愈之案数则，可参观也。

答人疑洗髓丹中轻粉红粉性过猛烈

（方载三期《衷中参西录》第八卷）

《神农本经》药分上、中、下三品。上品者养生之药也；中品者治病之药也；下品者攻病之药也。是故无病时宜服上品以调之；有病时宜服中品以治之；至其病甚剧烈非寻常药饵所能治者，又当服下品之药以攻之。梅毒之证可谓病中之剧烈者矣。而欲用寻常药饵从容治之，可乎？然用猛烈之药，原非毫无把握也。夫用药之道等于用兵，骄将悍卒，在善驾驭。洗髓丹中之轻粉、红粉，可谓骄将悍卒矣，用之以攻邪或有伤正之虞，而竟能信其有益无损者，因所以驾驭之

者周且善也。人之畏轻粉、红粉者，以其为金石之药，与肠胃不宜；且畏其燥烈之性，足伤骨损髓也。故方中用枣肉为丸，以保肠胃；又多用核桃肉为佐，以补骨髓；更用露蜂房以引毒外出（引毒外出之理详本方后），不使服药之后药随毒气内陷；且将轻粉炒至光色减退，俾其性近和平，如法为丸，用之未有不应手奏效者。愚在军中时，用此丹治愈军官兵士不胜计，莫不身体康健，生育子女，毫无他变。后在奉省又用此丹治愈极重及特别之梅毒若干，略举三则于下。

抚顺马姓，年四十余，在京陆军部充差，先染淋毒，后因淋毒变为梅毒。注射西人药针十余次，初则旋愈旋发，继则连注数针亦不见效。据西人云，凡由淋毒变梅毒者，其毒深入骨髓，无论何药不能拔除病根。本人闻之亦信为不可治之痼疾也。后经奉天其同寅友韩芳辰介绍，来奉求为诊治。其毒周身不现形迹，惟觉脑际沉昏颇甚，

心中时或烦躁，骨节多有疼痛之处，所甚异者，其眉棱眼梢及手指之节多生软骨，西人亦谓系梅毒所凝结也。愚对此证，不敢谓其必治愈，犹幸身体不甚羸弱，遂将洗髓丹一剂俾分四次服完。歇息旬日，再服一剂，将其分量减三分之一。歇息旬日，又服一剂，较二次所服之分量又减三分之一，皆四日服完，其病递次消除。凡软骨将消者，必先发起，然后徐徐消肿，化为无有。共计四浃辰，诸病皆愈。

又治一郝姓小孩，因食乳传染，咽喉溃烂，至不能进食，肛门亦甚溃烂，其肠胃之溃烂可知。其父为奉天师范学校教员，来院细言其病状，问还有救否？答曰：果信用余方，仍能救。遂与以洗髓丹六粒，俾研细水调服三次，痊愈。

又奉天一宦家公子，有遗传性梅毒，年六岁不能行，遍身起疮若小疖，愈而复发，在大连东人医院住近一年不愈。后来院求治，其身体羸弱，饮食甚少，先用药理其脾胃，俾能饮食。渐加以解毒之药，若金银花、连翘、天花粉诸品，身体渐壮，疮所发者亦渐少，然毒之根蒂仍未除也。遂将洗髓丹五分许研细（将制成丸药复研末者，因孺子不能服丸药也），开水调服，三日服一次，仍每日服汤药一剂。后将洗髓丹服至十次，疮已不发。继又服汤药月余，兼用滋阴补肾之品，每剂中有核桃仁三个，取其能健骨也（食酸齼齿者嚼核桃仁立愈是能健骨之明征），从此遂能步履行动如常童矣。

观此二案，则洗髓丹奇异之功效，诚可于解梅毒药中首屈一指。且凡解梅毒药，无论或注射、或服药，愈后又恒肢体作疼，以其能清血中之毒，不能清骨中之毒，是以愈后其骨节犹疼也。因其骨中犹含有毒性，恒迟至日久而复发，或迟至十余年而复发者，若再投以此丹，则骨疼立愈，且以后永不反复，此又愚屡经试验而确知其然者也。

读高思潜氏野苋菜根对于霍乱之功效书后

尝阅《绍兴医药学报》，载有高思潜氏论野苋菜根有治霍乱之功效。其文云：清光绪二十八年秋季，吾乡盛行霍乱。初觉腹中酸痛，呕吐且泻；继则腿腓筋转，手脚色紫，大肉尽消，眼珠深陷；后遂四末厥冷，周身出冷汗，以至不救者，不计其数。后有人传方，用野苋菜根捣汁，冲水和服，虽奄奄一息者，亦可得庆重生。考李时珍《本草纲目》云：苋菜味甘，冷利、无毒，赤苋主赤痢、射工❶、沙虱。紫苋杀虫毒、治气痢。六苋并利大小肠、治初痢。而不及霍乱。尝细绎之，野苋确有治霍乱之功效，特古人未明言耳。查霍乱之原因，为虎烈拉杆菌繁殖肠内所致。其诱因则为湿热侵袭，致人身抵抗力减少，故病毒得以猖狂。赤紫苋既能主赤痢、气痢、射工、沙虱，而六苋又同治初痢，则野苋亦有同等之功效可知。诸书又以野苋疗蜈蚣、蜂、虿、诸蛇螫，是野苋惟一之功效在杀虫解毒。以野苋菜治霍乱者，杀其菌而解其毒，治霍乱之原因也。野苋之性味为甘冷而利，大有涤热利湿之能，铲除原因而外又能兼疗诱因，诚霍乱对证之良药也。

按：霍乱为最险之证，即治之如法，亦难期其必效，用野苋根捣汁冲水服之，果能随手奏效，可为无上妙方。然野苋之种类甚多，当以形似圃中所种之苋菜，而叶绿、梗或微红，其梗与叶上之筋比圃中所种之苋菜稍粗，其梗甚硬，叶可食而梗不可食，梗端吐小长穗，结子黑色，比苋菜子更小者为真野苋菜。然此菜非到处皆有。若无此菜之处，拟可用马齿苋代之。诚以马齿苋除虫解毒之力尤胜，有被蝎螫者，愚教用马齿苋捣烂敷之，立瘥，是实验也。且《纲目》谓：六月六日采马齿苋晒干，

---

❶ 射工：病名。《诸病源候论·射工候》："江南有射工毒虫，一名短狐，一名蜮，常在山涧水内。"

元旦煮熟，同盐醋食之，可禳解疫气。霍乱亦疫气也，马齿苋可解疫气，即当能解除霍乱之毒菌，是以愚谓无野苋菜之处，或可以马齿苋代之也。然用马齿苋时不必用根，宜取其叶捣汁冲饮之，因其叶之背面满铺水银，水银实为消除霍乱毒菌之要品也。特是马齿苋，北方之人大抵知之，而其形实与苋菜及野苋菜迥异。北方人不喜食苋菜，故种苋菜者极少，荒僻之区恒有不知苋菜为何物者，焉能按其形以觅野苋菜。然花卉中之鸡冠花、雁来红（一名雁来黄，一名老少年，俗名老来少），药品中之青葙子，皆苋菜类也，故其叶皆似苋菜，若按此等物叶以觅野苋菜，野苋菜固不难辨认也。

野苋菜有名灰涤苋者（烧灰能涤衣故名灰涤，俗呼为灰菜），状似青黎而小，且无青黎赤心，含有碱性甚多，食之助人消化力，原无毒。而奉天农村多有食野苋菜者，独不食灰涤苋，言食之恒令人肿脸，此植物之因产地而异者也。

向阅典籍，见有鼠齿苋之名，未知何物。后闻人言即今花卉中所谓龙须海棠也。为其叶细圆而长如鼠齿，故名为鼠齿苋。其易于生长，无论有根无根，植于湿土中即活，亦类马齿苋。其茎原与马齿苋无异，其花虽大于马齿苋数倍，实亦四出，惟不知其性，尚待试验也。

读卢育和氏葵能治疟述书后

阅绍兴壬戌《医药学报》，载有时贤卢育和氏葵能医疟述。言：《本经》称冬葵子气味甘寒滑无毒，主治五脏六腑寒热羸瘦、五癃、利小便。故《圣惠方》治咳嗽、疟邪，取冬葵子阴干为末，酒冲服。现西报载俄国乡人患疟，以向日葵叶铺卧身下，上亦盖之，其病若失，而俄医取以试验，又以花叶沥汁和烧酒制之，凡患疟者饮以此酒辄愈。

按：古之所谓葵，与俗所谓向日葵者原非一种。古所谓葵即卫足花，俗呼为守足花者是也。因此花先生丛叶，自叶中心出茎，茎之下边尽被丛叶卫护，故曰卫足。孔子所谓"鲍庄子之智不如葵，葵犹能卫其足"者是也。俗呼为守足，守与卫音虽异而义则同也。其茎高近一丈，花多红色，又名一丈红。高丽人咏一丈红诗云："花与木槿花相似，叶共芙蓉叶一般，五尺栏杆遮不住，犹留一半与人看。"此诗实能将葵之真象写出，其叶之大诚如木芙蓉，而花之鲜妍亦与木槿无异。此为宿根植物，季夏下种，至次年孟夏始开花，为其经冬仍然发生，故其结之子名之为冬葵子。须于鲜嫩之时采取，则多含蛋白质，故能有益于人。《圣惠方》谓采其子阴干，是当鲜嫩之时采而阴干之也。若过老则在科上自干，而无事阴干矣。又有一种，二三月下种，至六月开花，其下无丛生之叶，不能卫足，而其茎叶花皆与葵无异，其治疗之功效亦大致相同，即药品中之蜀葵也。《纲目》谓花之白者治痃疟，是卫足葵与蜀葵皆治疟也。

至于俗所谓向日葵者，各种本草皆未载，惟《群芳谱》载之，本名丈菊，一名西番葵，一名迎阳葵。为未列于药品，是以不谙其性，而《群芳谱》谓其性能坠胎，开花时孕妇忌经其下。然用其坠胎之力以催生，则诚有效验。是以拙拟之大顺汤（在《衷中参西录》第八卷，方系野台参、当归各一两，生赭石细末二两，卫足花子炒爆一钱作引，或丈菊花瓣一钱作引皆可，无二物作引亦可），用其花瓣作引也。因其子人恒炒食之，知其无毒，且知其性滑，曾单用以治淋，甚效。后与鸦胆子同用（鸦胆子去皮四十粒，用丈菊子一两炒捣煎汤送下），治花柳毒淋，亦甚效。然不知其能治疟也。今俄人发明其能治疟，丈菊诚可列于药品矣。惟呼为向日葵，是仍系俗名，至古之所谓向日葵，原指卫足花言也。司马温公诗："四月清和雨乍晴，南山当户转分明，更无柳絮因风起，惟有葵花向日倾。"夫丈菊原无宿根，季春下种，四月苗不盈尺，而其时卫足正开，温公诗中所谓葵花向日倾者，确指卫足无疑也。盖卫足葵当嫩时，茎心原随日旋转，可于其北指之时以定半夜，因半夜日在正北也。由斯知卫足花实古之所谓葵，丈菊花乃今之所谓葵也。至卫足花子，亦善催生，而大顺汤中不采其鲜者阴干用之，而将其成熟者炒爆用之者，诚以此物微炒令爆，浅浅种于湿地之处，朝种暮出，物生之神速莫过于此，此乃借其特异之气化以为用也。

又按：此二种葵，种之皆易长，庭院中宜多植之，以备采用。而卫足葵其根、叶、花、子皆为药品，《纲目》载其主治多种病证。其叶可食，古人以为百菜之长，因其宿根年年发生，故初春即茂长丛叶，饥馑之岁可用以救荒，于墙边宅畔种葵亩许，八口之家可恃以无饥。其食法：用卫足葵叶，洗净切碎，少拌以面（五谷之面皆可），蒸熟食之。因叶中多含蛋白质，故少加以五谷之面即可养生，此种葵所以为荒政之一也。且其茎上之皮，可以绩麻作绳作布，尤便

农家。今人只知种此二种葵以看花，而竟不知其种种用处，医界同人尚其广为提倡哉。

冬葵子辨

尝思人之欲格物者，知其物之名，即当知其命名之义，此所谓顾名思义也。况其物为药品，于人之卫生有关，尤当致其审慎乎。有如冬葵子，药中催生之要品也，然同为葵子而独以冬别之，其生长之时必与冬令有涉也。愚初习医时，见药房中所鬻之冬葵子即丈菊（俗名向日葵，亦名朝阳花）所结之子，心甚疑之；疑此物春种，至秋开花结实，初不经冬，泛名为葵子犹可，何冬葵名也。询诸医界，亦未有能言之者。后细阅《本草纲目》，乃知将葵子季夏种之，至明年孟夏开花结子者名冬葵子，为其宿根自冬日经过也；若春种至秋结子者，其子不堪入药。又细考所谓葵者，即寻常所种之守足花，古原名之为卫足花，因其叶丛生，自叶中心出茎，叶卫其下若不见其足，故曰卫足，孔子所谓"鲍庄子之

·191·

智不如葵，葵犹能卫其足"者是也。俗呼为守足花，其音虽异而义则同也。且本草明言其子状若榆荚，是冬葵子确为卫足花子，而非丈菊花子无疑矣。特是卫足花子原非难得之物，而药房中代以丈菊花子者，疑其中或有他因。为阅《群芳谱》，乃知丈菊一名迎阳葵，其开花时孕妇忌经其下，以其花能坠胎也。由斯知丈菊花原能催生，其子得花之余气亦当有催生之力，药房中以丈菊子为冬葵子，虽系错误，而犹有所取义也。

后来津与友人张相臣言及此事。相臣谓天津药房所鬻之冬葵子皆系苘子（苘亦麻类，梗叶粗大如丈菊，所绩之麻不甚坚），较之代以丈菊子者尤远不如矣。愚曰：以津门名胜之区，药品竟混淆至此乎？何医界中亦未有明正其非者？相臣曰：此事可勿深论。然未知卫足子与丈菊子，其催生之力孰优？答曰：未经一一单用试验，实未敢遽定其优劣。然丈菊花英，催生之力实胜于子，

曾见有单用丈菊花英催生，服之即效者，惜人多不知耳。至于用卫足子催生，当分老嫩两种。盖卫足为滑菜，所主之病多取其性滑，若用其子催生，亦取其滑也，当用鲜嫩卫足子数两，捣烂煮汁服之。若用其老者，则另有取义，当用两许微火炒裂其甲，煎汤饮之，诚以此物若炒裂其甲种之，可以朝种暮生（须夏季种之方能如是），此乃植物发生之最神速者，借其发生之速，以治人生育之迟，自应有特效耳。相臣闻之甚称善。

论赤石脂煅用之可疑

凡石质之药多煅用，因其质甚硬，煅之可化硬为软也，未有其质本软而设法煅之使硬者。然未有者而竟有之，此诚出人意外也。忆愚弱冠应试津门，偶为人疏方，中有石脂，病家购药求检视，见石脂圆薄如钱，中且有孔，坚如缶瓦，似水和石脂细末烧成者。时愚年少，阅历见闻未广，未敢直斥其非。迨丙寅来津，始知各

药房中所鬻石脂，皆系水和石脂细末煅成者。夫石脂之质原系粉末，性最黏涩，用之者大抵取其能固肠止泻，若煅之成瓦，犹能固肠止泻乎？且古方用石脂多末服，若煅之为瓦，以之煎汤，虽不能愈病，犹不至伤人，若为末服之必然有损于脾胃，此又不可不知也。夫石脂原为一种陶土，宜兴人用石脂作原料，可烧为壶，即世俗所谓宜兴壶也，若将石脂煅若缸瓦，可以入药，是宜兴壶之瓦亦可作药用矣。然未审其与何病相宜而投之能有效也。

辨《伤寒论》方中所用之赤小豆是谷中小豆非相思子

《伤寒论》麻黄连翘赤小豆汤，治伤寒瘀热在里，身发黄。赤小豆与麻黄、连翘并用，是分消温热自小便出，其为谷中之赤小豆无疑也。至《伤寒论》瓜蒂散，治病如桂枝证，头不痛，项不强，寸脉微浮，胸中痛硬，气上冲咽喉不得息者，此胸中有寒也，故以瓜蒂散吐之。人因其方赤小豆与瓜蒂并用，遂有疑其方中之赤小豆为相思子者，盖以相思子服后能令人吐，而唐人咏相思子有"红豆生南国"之句，因此方书中小名之为赤小豆。然斯说也，愚尝疑之。夫赤小豆之性，下行利水；相思子之性，上行涌吐；二药之功用原判若天渊。若果二方中所用之赤小豆，一为谷中赤小豆，一为木实中相思子，仲景立方之时有不详细注解者乎？且瓜蒂散中所以用赤小豆者，非取其能助瓜蒂涌吐也。陈修园此方诠解谓：赤小豆色赤而性降，香豉色黑而气升，能交心肾，虽大吐之时神志不愦。善哉此解，诚能窥仲景制方之妙也。由此益知瓜蒂散中之赤小豆，亦确系谷中之赤小豆也。执意戊午之秋，愚应奉天军政两界之聘，充立达医院主任，采买中西药品，所购赤小豆，竟是相思子。询之药行及医界，皆言此地皆以相思子为赤小豆，未有用谷中赤小豆者。愚闻之不禁愕然。夫瓜蒂散中之赤小豆用相思子或者犹可；岂麻黄连翘赤小豆汤中之赤小豆亦可用相思子乎？吾知其误人必多矣。诸行省愚未尽历，他处亦有误用赤小豆如奉天省者乎。斯未可知，愚深愿医界同人，皆留心于刍荛之言，慎勿误用相思子为赤小豆也。

论白虎汤中粳米不可误用糯米

稻有两种，粳稻与糯稻是也。粳者硬也，其米性平不黏，善和脾胃，利小便，即寻常作饭之米也。糯者濡也、软也，其米性温而黏，可以暖胃，固涩二便，即可以用之蒸糕熬粥之米也。白虎汤中用粳米者，取其能调和金石重坠之性，俾与脾胃相宜，而又能引热下行自小便出也。若误用糯米，其性之温既与阳明热实之证不宜，且其黏滞之力又能逗留胃腑外感之热，使不消散，其固涩二便之力，尤能阻遏胃腑外感之热，不能自下泻出，是以用之不惟无益而反有害也。愚曾治邑北郑仁村郑姓，温热内传，阳明腑实，投以白虎汤原方不愈。再诊视时，检

其药渣见粳米误用糯米。因问病家曰：我昨日曾谆谆相嘱，将煎药时自加白米半两，何以竟用浆米（北方谓粳米为白米，糯米为浆米）？病家谓：此乃药房所给者。彼言浆米方是真粳米。愚曰：何来此无稽之言也。为此粳米误用，几至耽误病证，犹幸因检察药渣而得知也。俾仍用原方加粳米煎之，服后即愈。又尝阅长沙萧琢如《遯园医案》，载有白虎汤中用黏米之方，心疑其误用糯米。后与长沙门生朱静恒言及，静恒言其地于粳米之最有汁浆者即呼之为黏米，此非误用糯米也。然既载于书，此种名称究非所宜，恐传之他处，阅者仍以糯米为黏米耳，诚以糯米之黏远过于粳米也。凡著书欲风行寰宇者，何可以一方之俗语参其中哉。

麦奴麦角辨

中药麦奴，非西药麦角也。近日医学报中有谓麦奴即是麦角者，且疑《本草纲目》谓麦奴主热烦，天行热毒，解丹石毒，阳毒，温毒热极发

狂、大渴及温疟，未尝言能止血。而西药麦角何以为止血之专药乎？

按：医报中谓麦奴即是麦角者，亦非无因。西人药物书中谓麦角一名霉麦。而吾中华俗语，凡于禾穗之上生黑菌者，皆谓之谷霉；麦奴原是麦穗上生黑菌，名之为谷霉可，名之为麦霉亦可，即名之为霉麦亦无不可。此麦奴与麦角所以相混为一物也。

究其实际，麦奴即是麦霉无疑。而麦角系又在麦霉上生出小角，长四五分至七八分，状类果中香蕉，故名为麦角。盖麦为心谷，原善入心；化为黑色属水，原有以水胜火之义；且其性善化，故能化心中之壮火大热，使之暗消于无形，非必麦奴之性凉能胜热也。

至麦角所以善止血者，诚以麦霉色黑，原有止血之理，而又自麦霉中化出特异之生机以生此麦角，是有如反生之禾，其气化上达，是以能升举下陷之血而使之复其本位。故同为血证，而以之治吐衄未有

确实效验，而以之治下血，则莫不随手奏效也。

小茴香辨

古语云："问耕于奴，纺织于婢"，此语诚信然也。吾直俗习，皆喜食茴香菜，又恒喜用其子作食料以调和饮食，是以愚于因寒小便不通及奇经诸脉寒郁作疼者，恒重用小茴香以温通之。诚以其为寻常服食之物，虽多用之无伤也。后见《绍兴医学报》载有用小茴香二三钱即至误人性命者，医界中亦多随声附和，谓小茴香含有毒性，不可轻用，而愚心甚疑之。回忆生平屡次重用小茴香为人治病，约皆随手奏效，服后未尝少有瞑眩，且为日用服食之物，何至有毒也。因之蓄疑于心，广问医界同人，亦未有能言其故者。后在奉医院中，雇一邹姓厨役，其人年过五旬，识字颇多，彼亦恒用小茴香调和食物，因与言及绍报所载之事。彼曰：小茴香原系两种，有野生、家种之分。此物若为园圃中种者，其菜与子皆无毒。若为野山自生

者，其菜与子皆有毒。此地人不喜食茴香，街市所鬻之茴香，多系关里人在奉者买去，因本地人鉴于野生之茴香有毒，并疑园圃中种者亦或有毒而不敢轻食也。愚闻之，数年疑团涣然冰释矣。由斯知，欲用小茴香者，若确知其为园圃所种植者，不妨多用；若购自药房，即当慎用、少用，恐其为野山自生之小茴香也。

由斯知天地之间同是一物，而其或有毒，或无毒，诚难确定。犹忆岁在丁丑，邑中枣树林中多生蘑菇，其上皆有紫黑斑点，采取食之，人多吐泻，且有多食致伤命者。此乃物之因形色偶异，而其性即迥异者也。又灰涤藋（俗名灰菜）为农家常服之野菜，愚在籍时亦喜食之，后至奉天见灰涤藋各空地皆是，而人不敢食。询之，答云：此菜人食之则肿脸。其性与关里生者迥别也。此亦物性之因地各异者也。

又忆初学医时，知蚤休之性有小毒，其用之极量不过二钱。至后初次用蚤休时，恐其

有毒，亲自检验其形状、皮色皆如干姜，其味甘而淡，毫无刺激性，嚼服钱许，心中泰然，知其分毫无毒，后恒用至四五钱，以治疗痫甚效。待至他处，再用此药，其皮色紫而暗，有若紫参，其味辣而不甘，饶有刺激之力，嚼服五分许，心中似觉不稳，乃恍悟方书所谓有毒者，指此等蚤休而言也。同是蚤休，而其性味竟如此不同，凡用药者，尚其细心时时检察，自能稳妥建功，不至有误用药品之失也。

论用药以胜病为主不拘分量之多少

尝思用药所以除病，所服之药病当之，非人当之也（惟用药不对病者则人当之而有害矣）。乃有所用之药本可除病，而往往服之不效，间有激动其病愈加重者，此无他，药不胜病故也。病足以当其药而绰有余力，药何以能除病乎？愚感于医界多有此弊，略举前贤之医案数则、时贤之医案数则及拙治之医案数则，以贡诸医界同人。

明李士材治鲁藩阳极似阴证，时方盛暑，寝门重闭，密设毡帷，身覆貂被，而犹呼冷。士材往视之曰：此热证也。古有冷水灌顶法，今姑通变用之。乃以生石膏三斤煎汤三碗，作三次服。一服去貂被，再服去毡帷，服至三次体蒸流汗，遂呼进粥，病若失矣。

清道光间，归安江笔花著《医镜》，内载治一时疫发斑案，共用生石膏十四斤，其斑始透。

吴鞠通治何姓叟，手足拘挛，误服桂、附、人参、熟地等补阳，以致面赤，脉洪数，小便闭，身重不能转侧，手不能上至鬓，足蜷曲丝毫不能移动。每剂药中重用生石膏半斤，日进一剂，服至三月后，始收全功。

又治蛊胀无汗，脉象沉弦而细。投以《金匮》麻黄附子甘草汤行太阳之阳，即以泻厥阴之阴。麻黄去节，重用二两，熟附子两六钱，炙甘草两二钱，煎汤五饭碗。先服半碗得汗至眉，二次汗至眼，约每次其汗下出寸许。每次服药后，即啜鲤鱼热汤以助其汗。一昼夜饮完药二剂，鲤鱼汤饮一锅，汗出至膝上，未能过膝。脐以上肿尽消，其腹仍大，小便不利。改用五苓散，初服不效，将方中肉桂改用新鲜紫油安边青花桂四钱，又加辽人参三钱，服后小便大通，腹胀遂消。

山东海丰近海之处有程子河，为黄河入海故道，海船恒停其处。清咸丰时有杨氏少妇，得奇疾，脊背肿热，赤身卧帐中，若有一缕着身，即热不能支。适有宜兴苏先生乘海船赴北闱乡试，经过其处。其人精医术，延为诊视，断为阳毒，俾用大黄十斤，煎汤十斤，放量陆续饮之，尽剂而愈。

时贤萧琢如，名伯璋，湖南长沙人，愚之闻名友也，以所著《遯园医案》相赠。其案中最善用《伤寒》《金匮》诸方，无愧为南阳私淑弟子。载有治其从妹腹中寒凉作疼，脉象沉迟而弦紧，每剂中重用乌附子二两，连服附子近二十斤，其病始愈。

又治漆工余某妻，左边少腹内有块，常结不散，痛时则块膨胀如拳，手足痹软，遍身冷汗，不省人事，脉象沉紧，舌苔白厚而湿滑，面色暗晦。与通脉四逆汤，乌附子八钱，渐增至四两。煎汤一大碗，分数次饮下。内块递减，证亦皆见轻。病人以为药既对证，遂放胆煎好一剂顿服下，顷之面热如醉，手足拘挛，舌尖麻已而呕吐、汗出，其病脱然痊愈。

时贤刘蔚楚，名永楠，广东香山人，医界国手，兼通西法，名论卓议，时登医学志报，久为阅者争先快睹。所著《遇安斋证治丛录》，愚曾为作序，其中用大剂治愈险证尤多。如其治极重鼠疫用白虎汤，生石膏一剂渐加至斤余；治产后温热，用白虎加人参汤，一剂中用生石膏半斤，连服十余剂始愈；治阳虚汗脱，用术附汤，每剂术用四两，渐加至一斤，天雄用二两，渐加至半斤。如此胆识，俱臻极顶，洵堪为挽回重病者之不二法程也。

至于愚生平用大剂挽回重证之案甚多，其已载于前四期《衷中参西录》者多为医界所披阅，兹不复赘。惟即从前未登出者略录数则，以质诸医界同人。

奉天交涉署科员王禅唐之夫人，受妊恶阻呕吐，半月勺水不存，无论何药下咽即吐出，势极危险。爰用自制半夏二两（自制者中无矾味，善止呕吐），生赭石细末半斤，生怀山药两半，共煎汤八百瓦药瓶一瓶（约二十两强），或凉饮温饮，随病人所欲，徐徐饮下，二日尽剂而愈。夫半夏、赭石皆为妊妇禁药，而愚如此放服用之毫无顾忌者，即《内经》所谓"有故无殒，亦无殒也"。

然此中仍另有妙理，详《衷中参西录》第二卷参赭镇气汤下，可参观。

又治西安县煤矿司账张子禹腿疼，其人身体强壮，三十未娶，两腿肿疼，胫骨处尤甚。服热药则加剧，服凉药则平平，医治年余无效。其脉象洪实，右脉尤甚；其疼肿之处皆发热，断为相火炽盛，小便必稍有不利，因致湿热相并下注。宜投以清热利湿之剂。初用生石膏二两，连翘、茅根各三钱，煎汤服。后渐加至石膏半斤，连翘、茅根仍旧，日服两剂，其第二剂石膏减半。如此月余，共计用生石膏十七斤，疼与肿皆大轻减，其饮食如常，大便日行一次，分毫未觉寒凉。旋因矿务忙甚，来函招其速返，临行切嘱其仍服原方，再十余剂当脱然痊愈矣。

又奉天联合烟卷公司看锅炉刘某，因常受锅炉之炙热，阴血暗耗，脏腑经络之间皆蕴有热性，至仲春又薄受外感，其热陡发，表里俱觉壮热，医者治以滋阴清热之药，十余剂分毫无效。其脉搏近六至，右部甚实，大便两三日一行，知其阳明腑热甚炽又兼阴分虚损也。投以大剂白虎加人参汤，生石膏用四两，人参用六钱，以生山药代方中粳米，又加玄参、天冬各一两，煎汤一大碗，分三次温饮下，日进一剂。乃服后其热稍退，药力歇后仍如故。后将石膏渐加至半斤，一日连进二剂，如此三日，热退十之八九，其大便日下一次，遂改用清凉滋阴之剂，数日痊愈。共计所用生石膏已八斤强矣。

又愚在籍时曾治一壮年，癫狂失心，六脉皆闭，重按亦分毫不见（于以知顽痰能闭脉）。投以大承气汤加赭石二两，煎汤送服甘遂细末三钱（此方在《衷中参西录》名荡痰加甘遂汤，以治癫狂之重者，若去甘遂名荡痰汤，以治癫狂之轻者，二方救人多矣）。服后大便未行。隔数

·199·

日（凡有甘遂之药不可连日服之，连服必作呕吐）将药剂加重，大黄、赭石各用三两，仍送服甘遂三钱，大便仍无行动。遂改用巴豆霜五分，单用赭石细末四两煎汤送下，间三日一服（巴豆亦不可连服，若连服则肠胃腐烂矣）。每服后大便行数次，杂以成块之痰若干。服至两次，其脉即出。至五次，痰净，其癫狂遂愈。复改用清火化痰之药，服数剂以善其后。

答朱静恒问药三则

一问：杨玉衡谓痧胀证不可用甘草，用之恐成痧块。《温热经纬》十四条注，沈辛甫谓此条颇似痧证，六一散有甘草，慎用。据此二条，痧证似有不宜用甘草，尊著急救回生丹、卫生防疫宝丹，皆兼治痧证，而甘草独重用，能无碍乎？答：凡用药治病，每合数味成方，取其药性化合，借彼药之长以济此药之短，而后乃能随手奏效。如外感喘嗽忌用五味，而小青龙汤与干姜、细辛并用则无碍；寒温热盛忌用人参，而白虎加人参汤与石膏知母并用则无碍。盖急救回生丹与卫生防疫宝丹原为治霍乱必效之方，而兼治诸痧证亦有特效。其中所用药品若冰片、薄荷、细辛、白芷皆极走窜之品，故重用甘草之甘缓者以和之，则暴邪之猝中者可因走窜而外透；至吐泻已久正气将漓者，更可借甘草以保合正气。况此等暴证皆含有毒菌，甘草又为解毒之要药乎？且甘草生用，不经水煮火炙，其性补而不滞，而仍善流通。四期《衷中参西录》甘草解可参观也。

二问：妊妇禁忌歌（见《医宗必读》）谓朱砂损胎，急救回生丹、卫生防疫宝丹皆重用朱砂，不知妊妇可服乎？答：朱砂中含水银，夫水银固不利于胎者也，是以有忌用之说。究之系水银与硫黄化合而成，其性当以朱砂论，不可复以水银、硫黄论。朱砂之性，《本经》谓其养精神，安魂魄，益气，明目，杀精魅邪恶鬼，久服通神明，不老。细思《本

·200·

经》之文，朱砂于妊妇何损哉。况"有故无殒"《内经》原有明训，若遇危急之证，必需某药者，原无所顾忌也。矧其药本非当顾忌者乎。

三问：尊著补偏汤有全蜈蚣一条，他方书用蜈蚣皆去头尾足，以其毒在头尾足也，今并头尾足全用之，独不虑其中毒乎？答：凡用毒药治病，皆取其性之猛烈可以胜病。蜈蚣头尾足色黄而亮，当为其精华透露之处，若悉去之，恐其毒尽而气力亦微，即不能胜病矣。况蜈蚣原无大毒，曾见有以治梅毒，一次服十条而分毫不觉瞑眩者，其性近和平可知，何必多所顾忌而去所不必去也。

牛肉反红荆之目睹

敝邑多红荆，而县北泊庄尤多，各地阡塍皆有荆丛绕护。

乙巳季春，牛多瘟死，剥牛者弃其脏腑，但食其肉，未闻有中毒者。独泊庄因食牛肉，同时中毒者二百余人，迎愚为之解救，既至（相距七里许）死者已三人矣。中毒之现象：发热、恶心、瞑眩、脉象紧数。投以黄连、甘草、金银花、天花粉诸药，皆随手奏效。细询其中毒之由，缘洗牛肉于溪中，其溪中多浸荆条，水色变红，洗后复晾于荆条栅上，至煮肉时又以荆为薪；及鬻此肉，食者皆病，食多则病剧，食少则病轻耳。愚闻此言，因恍忆"老牛反荆花"，原系邑中相传古语，想邑中古人必有中此毒者，是以其语至今留诒，人多知之，特其事未经见，虽知之亦淡然若忘耳。然其相反之理，究系何因，须俟深于化学者研究也。

因又忆曩❶时阅小说，见有田家妇饷于田间，行荆芥中，所饷之饭有牛肉，食者遂中毒。疑荆芥即系红荆之讹，不然岂牛肉反荆花，而又反荆芥耶？医界诸大雅，有能确知之者，又期不吝指教。

———

❶ 曩（nǎng）：以往，过去。

甘草反鲢鱼之质疑

近阅《遯园医案》（长沙萧琢如著）载鲢鱼反甘草之事。谓当逊清末叶，医士颜君意禅笃实人也，一日告余，曾在某邑为人治病，见一奇案，令人不解。

有一农家人口颇众，冬月塘涸取鱼，煮食以供午餐，丁壮食鱼且尽，即散而赴工。妇女童稚数人复取鱼烹治佐食。及晚，有一妇初觉饱闷不适，卧床歇息，众未介意。次日呼之不起，审视则已僵矣。举家惊讶，莫明其故。再四考查，自进午餐后并未更进他种食物，亦无纤芥事故，乃取前日烹鱼之釜细察视之，除鱼汁骨肉外，惟存甘草一条约四五寸许。究问所来，据其家妇女云，小孩啼哭每以甘草与食，釜中所存必系小儿所遗落者。又检所烹之鱼，皆系鲢鱼，并非毒物。且甘草亦并无反鲢鱼之说，矧同食者若干人，何

独一人偏受其灾。顷刻邻里咸集，又久之，其母家亦至。家人据实以告众，一少年大言于众曰：甘草鲢鱼同食毙命，千古无此奇事，岂得以谎言搪塞？果尔，则再用此二物同煮，与我食之。言已，即促同来者照办，并亲自手擎二物置釜中。烹熟，取盘箸陈列席间，旁人疑阻者辄怒斥之，即席大啖，并笑旁观者愚暗胆怯。届晚间固无甚痛苦，亦无若何表示，至次晨则僵卧不起矣。由斯其母家嫌疑解释。

按鲢鱼为常食之物，甘草又为药中常用之品，苟此二物相反，疏方用甘草时即当戒其勿食鲢鱼。

论中西之药原宜相助为理

自西药之入中国也，维新者趋之恐后，守旧者视之若浼，遂至互相牴牾，终难沟通。愚才不敏，而生平用药多喜取西药之所长，以济吾中药之所短，初无畛域之见存于其

·202·

间。故拙著之书，以衷中参西为名也。盖西医用药在局部，是重在病之标也；中医用药求原因，是重在病之本也。究之标本原宜兼顾，若遇难治之证，以西药治其标，以中药治其本，则奏效必捷，而临证亦确有把握矣。今试略举数端于下。

西药之治吐血，以醋酸铅为最效；治下血，以麦角为最效。然究其所以效者，谓二药能收缩其血管也。至于病因之凉热虚实则不问矣，是以愈后，恒变生他证。若以二药收缩其血管，以中药治其凉热虚实，且更兼用化瘀消滞之品防其血管收缩之后致有瘀血为恙，则无难愈之血证矣。

西药治痫风以臭素三种（臭素加里、臭素安母纽谟、那笃僧谟）及抱水过鲁拉尔为最效。然究其所以效者，谓能麻醉脑筋（即脑髓神经）也，至病因之为痰、为气、为火则不问矣，是以迫至脑筋不麻醉则病仍反复。

若以西药臭素、抱水诸品麻醉其脑筋（每日服两次可以强制不发），用中药以清火理痰理气，或兼用健脾镇肝之品，无难愈之痫风矣。

西药阿斯必林，为治肺结核之良药，而发散太过，恒伤肺阴，若兼用玄参、沙参诸药以滋肺阴，则结核易愈。又其药善解温病初得，然解表甚效，而清里不足，恒有服之周身得汗，因其里热未清而病不愈者，若于其正出汗时，急用生石膏两许煎汤，乘热饮之，则汗出愈多，而热亦遂清，或用石膏所煎之汤送服阿斯必林，汗出后亦无不愈者。

又如白喉证，乃脏腑之热上攻，郁于喉间所致。上攻之郁热，宜散而消之，而实忌用表药表散。若用生石膏、玄参诸药煎汤送服西药安知歇貌林半瓦，服药之后可微似解肌而愈。盖安知歇貌林虽亦有透表之力，而其清热之力实远胜其透表之力，而又有生石膏、玄参诸凉润之药以清内伤之燥热，所以能稳妥奏效也。如烂喉痧证，外感之热内侵，郁于喉间所致。外感之郁热，宜表而出之，而实忌用辛热发表。若亦用生石膏、玄参诸药煎汤送服西药阿斯必林一瓦，服药之后必周身得凉汗而愈。盖阿斯必林虽饶有发表之力，然实系辛凉解肌而兼有退热之功，而又有石膏、玄参诸凉润之药以清外感之壮热，故能随手奏效也。

又如西药骨湃波浆，为治淋证之妙药，而单用之亦恒有不效之时，以淋证之原因及病候各殊也。若用中药以济其不逮，其为热淋也，可与滑石、海金沙并用；其为寒淋也，可与川椒目、小茴香并用；其为血淋也，可与旱三七、鸦胆子仁并用；其淋而兼滑脱也，可与生龙骨、生牡蛎并用；其为传染之毒淋也，可与朱砂、甘草并用（宜同朱砂、甘草末和为丸）。若毒淋兼以上诸淋者，亦可兼用以上诸药，随淋证之所宜而各加以相伍之药，无难愈之淋证矣。

若此者难悉数也。或疑中药与西药迥不同，若并用之恐有不相宜之处。不知以上所胪列者原非凭空拟议也，盖愚之对于西药，实先详考其原质性味，知其与所伍之中药毫无龃龉，而后敢于一试，及试之屡效，而后敢笔之于书也。由斯知中药与西药相助为理，诚能相得益彰，能汇通中西药品，即渐能汇通中西病理，当今医界之要务，洵当以此为首图也。试观西人近出之书，其取中药制为药水、药酒、药粉者几等于其原有之西药（观西书治疗学可知），是诚西人医学之进步也。若吾人仍故步自封，不知采取西药之所长，以补吾中药之所短，是甘让西人进步矣。夫天演之理，物竞天择，我则不竞又何怨天之不择哉。郭隗曰：请自隗始。愚愿吾医界青年有志与西医争衡者，当深体拙著衷中参西之命名，则用功自能端其趋向矣。

论西药不尽宜于中人

尝读《内经》至异法方宜论谓："西方水土刚强，其民不衣而褐荐，华食而脂肥，故邪不能伤其形体，其病生于内，其治宜毒药，故毒药者亦从西方来。"诸句云云，显为今日西药道着实际。盖凡人生寒冷之地且多肉食，其脾胃必多坚壮。是以西药之原质本多猛烈，而又恒制以硫酸、硝酸、盐酸诸水以助其猛烈，是取其猛烈之性与坚壮之脾胃相宜故也。其取用中药之处，若大黄、巴豆之开破，黄连、龙胆之寒凉，彼皆视为健胃之品，吾人用之果能强健脾胃乎？廿余年来，愚亦兼用西药，然必细审其原质本未含有毒性，且其性近和平，一次可用至半瓦以上者，至其用量或十分瓦之一及百分瓦之一者，原具有极猛烈之性质，实不敢于轻试也。且其药味虽多，至以之治病似仍未全备，如人之气血原并重，而西药中但有治贫血之药，毫无治贫气之药，是显然可征者也。

复李祝华书

祝华先生雅鉴：过蒙奖誉，感愧交集。仆自念学疏才浅，混迹医界，徒为滥竽，又何敢为人师乎。然深感先生痛家庭之多故而发愤学医，担簦负笈，遍访于江淮汝泗，以求师资之诚心，而仆生平稍有心得之处，诚有不能自秘者。夫学医工夫原有数层，悉论之，累幅难终。今先就第一层工夫言之，则最在识药性也。药性详于本草，诸家本草皆不足信，可信者惟《本经》，然亦难尽信也。试先即其可信者言之，如石膏，《本经》言其微寒，且谓其宜于产乳，是以《金匮》治妇人乳中虚，烦乱呕逆有竹皮大丸，中有石膏；徐灵胎治陆氏妇产后温热，用石膏；仆治产后寒温证，其实热甚剧者，亦恒用石膏（宜用白虎加人参汤去知母加玄参，且石膏必须生用）。而诸本草竟谓大寒，未有谓其可用于产后者。又如山茱萸，《本经》谓其逐寒湿痹，仆遇肢体疼痛，或腹胁疼痛，脉虚者，重用萸肉其疼即愈（有案载《衷中参西录》第四卷曲直汤下），因其气血因寒湿而痹故作疼，痹开则疼自止也，而诸家本草不言其逐痹也。《本经》又谓其主寒热，仆治肝虚极，寒热往来，汗出欲脱，重用萸肉即愈（有案载三期第一卷来复汤下），诸家本草不言其治寒热往来也。又如桂枝，《本经》谓其主咳逆上气吐吸，仲景桂枝汤用之以治奔豚上逆，小青龙汤用之以治外感喘逆（用小青龙汤之例，喘者去麻黄加杏仁不去桂枝，则桂枝为外感痰喘之要药可知），是深悟桂枝主上气吐吸之理也，仆屡用此二方，亦皆随手奏效，而诸家本草不言其治上气吐吸也。如此者难枚举。试再言其难尽信者，如人参，性本温也，而《本经》谓其微寒；当归本甘温而微辛也，而《本经》谓其苦，诸如此类，或药物年久有变迁欤？或其授受之际有差讹欤（古人之书皆以口授）？斯皆无从考究。惟于其可信者则信之，于其不能尽信者又须费研究也。是以仆学医时，凡药皆自尝试，即毒若巴豆、甘遂，亦曾少少尝之。犹记曾嚼服甘遂一钱，连泻十余次后，所下者皆系痰水，由此悟为开顽痰之主药，惟后恶心欲吐，遂与赭石并用（赭石重坠止呕），以开心下热痰，而癫狂可立愈。又曾嚼服远志甚酸（《本经》言其味苦），且兼有矾味，知其性正能敛肺化痰，以治痰嗽果为妙品，惟多服者能令人呕吐，亦其中含有矾质之征也。语云良工心苦，仆于医学原非良工，然已费尽苦心矣。近集四十余年药物之研究，编为药物学讲义一书，中西药品皆备有其要，约有十万余言，已出版公诸医界，于药物一门庶有小补云。

复竹芷熙书

芷熙先生道鉴：近阅《绍兴医报》十二卷六号，有与弟论药二则。首则论僵蚕，条分缕析，议论精确，洵为僵蚕的解，捧读之下，获益良多。然《衷中参西录》所载蚕因风僵之说，实采之徐灵胎所注《本经百种》僵蚕下之注疏，徐氏原浙江名医，弟素信其医学，故并信其所论僵蚕，此非弟之杜撰也。且古有蚕室之名，即室之严密不透风者，注者谓蚕性畏风，室透风则蚕病，是蚕因风僵之说，古书虽无明文，已寓有其意，徐氏之说亦非无据也。次论鲜小蓟，因弟用鲜小蓟根治吐血衄血，治花柳血淋，治项下疙瘩皆随手奏效，称弟之用药如宜僚弄丸❶，左宜右有❷。自谓曾用鲜小蓟根治愈极险之肺痈，以为弟所用鲜小蓟之征验。究之鲜小蓟根之善治肺痈，弟犹未知也。夫肺痈为肺病之最剧者，西人甚畏此证，而诿为无可治，乃竟以一味鲜小蓟根建此奇功，何其神妙如斯哉。先生之哲嗣余祥少兄，既喜读拙著之书，先生对于拙著若此注意，再三为之登于报章，洵为弟之知己也。古语云：人生得一知己可以无憾。弟本北人，何幸南方知己之多也。

论鳖甲龟板不可用于虚弱之证

《本经》论鳖甲主心腹癥瘕坚积。《金匮》鳖甲煎丸用之以消疟母（胁下硬块）。其色青入肝，药房又皆以醋炙，其开破肝经之力尤胜。向曾单用鳖甲末三钱，水送服，以治久疟不愈，服后病者觉怔忡异常，移时始愈，由斯知肝虚弱者，鳖甲诚为禁用之品也。又龟板《本经》亦主癥瘕，兼开湿痹。后世佛手散用之，以催生下胎。尝试验此药，若用生者，原能滋阴潜阳，引热下行，且能利小便（是开湿痹之效）。而药房中亦皆用醋炙之，若服至一两，必令人泄泻，其开破之力虽逊于鳖甲，而与鳖甲同用以误治虚弱之证，实能相助为虐也。乃行世方书用此二药以治虚劳之证者甚多。

---

❶ 宜僚弄丸：宜僚，春秋勇士；弄丸，古代的一种技艺，两手上下抛接好多个弹丸，不使落地。清·龚自珍《明良论四》："庖丁之解牛，伯牙之操琴，羿之发羽，僚之弄丸，古之所谓神技也。"用以喻娴熟巧妙，轻松不费气力，此形容医术高明。

❷ 左宜右有：无往不宜。形容多才多艺，干什么都得心应手。

即名医如吴鞠通，其治温邪深入下焦，热深厥深，脉细促，心中憺憺大动，此邪实正虚，肝风煽动将脱，当用白虎加人参汤，再加龙骨、牡蛎，庶可挽回，而吴氏竟治以三甲复脉汤，方中鳖甲、龟板并用，虽有牡蛎之收涩，亦将何补？此乃名医之偶失检点也。乃近在津沽，有公安局科长赵子登君介绍其友之夫人治病。其人年近五旬，患温病半月不愈。其左脉弦硬有真气不敛之象，右脉近洪而不任重按，此邪实正虚也，为拟补正祛邪之剂。病者将药饮一口，嫌其味苦不服。再延他医，为开三甲复脉汤方，略有加减，服后烦燥异常，此心肾不交，阴阳将离也。医者犹不省悟，竟于原方中加大黄二钱，服后汗出不止。此时若重用山萸肉二两，汗犹可止，汗止后，病仍可治，惜该医见不及此，竟至误人性命也。

论萆薢为治失溺要药不可用之治淋

《名医别录》谓萆薢治阴萎、失溺、老人五缓。盖失溺之证实因膀胱之括约筋少约束之力，此系筋缓之病，实为五缓之一，萆薢善治五缓，所以治之。拙拟醒脾升陷汤中，曾重用萆薢以治小便频数不禁，屡次奏效，因将其方载《衷中参西录》三期四卷（处方编中），是萆薢为治失溺之要药可知矣。乃萆薢分清饮竟用之以治膏淋，何其背谬若是？

愚在籍时，邻村有病淋者，医者投以萆薢分清饮，两剂，其人小便滴沥不通。再服各种利小便药，皆无效。后延愚诊治，已至十日，精神昏愦，毫无知觉，脉数近十至，按之即无，因谓其家人曰：据此脉论，即小便通下，亦恐不救。其家人恳求甚切，遂投以大滋真阴之剂，以利水之药佐之。灌下移时，小便即通，床褥皆湿。再诊其脉，微细欲无，愚急辞归。后闻其人当日即亡。近又在津治一淋证，服药十剂已愈，隔两月病又反复，时值愚回籍，遂延他医治疗，方中亦重用萆薢。服两剂，小便亦滴沥不通，服利小便药亦无效。遂屡用西法引溺管兼服利小便之药，治近一旬，小便少通滴沥，每小便一次，必须两小时。继又服滋阴利水之药十剂始痊愈。

论沙参为治肺痨要药

近族曾孙女莹姐，自幼失乳，身形羸弱，自六七岁时恒发咳嗽，后至十一二岁嗽浸增剧，概服治嗽药不效。愚俾用生怀山药细末熬粥，调以白糖令适口，送服生鸡内金细末二三分，或西药白布圣二瓦，当点心服之，年余未间断。痨嗽虽见愈，而终不能除根。诊其脉，肺胃似皆有热，遂俾用北沙参轧为细末，每服二钱，日两次。服至旬余，咳嗽痊愈。然恐其沙参久服或失于凉，改用沙参三两，甘草二两，共轧细，亦每服二钱，以善其后。

按：沙参出于吉林者良，其色白质坚，称为北沙参。究之沙参为肺家要药，其质宜空。吾邑海滨产有空沙参，实较北沙参尤良，惜岁出无多，不能远及耳。